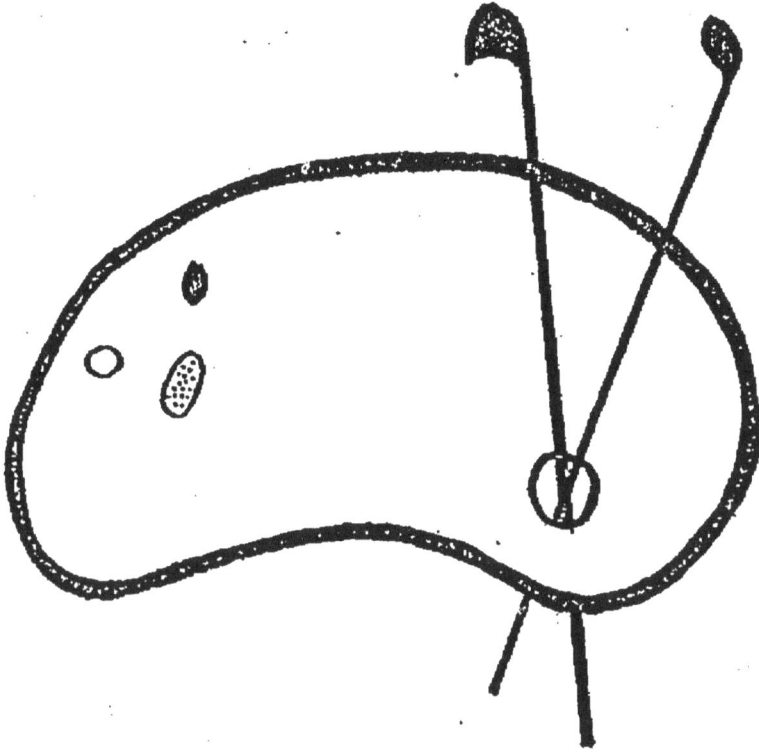

CONFÉRENCES

SUR LES

Premiers Secours

FAITES A RENNES

Aux Hospitaliers-Sauveteurs Bretons

PAR LE

Docteur PATAY

MÉDECIN INSPECTEUR DES H.-S. B.

Professeur d'Hygiène à l'Ecole nationale d'Agriculture
et à la Société d'Instruction Populaire

LAURÉAT DE LA FACULTÉ DE PARIS (Prix Jeunesse Hygiène)

OFFICIER D'ACADÉMIE

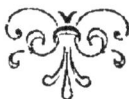

RENNES
Manufactures, 3, pl. de la Halle-aux-Blés
1902

CONFÉRENCES

SUR LES

Premiers Secours

FAITES A RENNES

Aux Hospitaliers-Sauveteurs Bretons

PAR LE

Docteur PATAY

MÉDECIN INSPECTEUR DES H.-S. B

Professeur d'Hygiène à l'Ecole nationale d'Agriculture
et à la Société d'Instruction Populaire

LAURÉAT DE LA FACULTÉ DE PARIS (Prix Jeunesse Hygiène.

OFFICIER D'ACADÉMIE

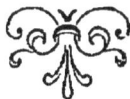

RENNES

Imp. des Arts et Manufactures, 3, pl. de la Halle-aux-Blés

1902

SIMPLE PRÉFACE

à une œuvre bonne

Dès l'année 1897, le docteur Patay, aujour-
d'hui Médecin-Inspecteur des Sauveteurs Bretons, proposait à notre Président, M Coignerai,
de faire aux Agents de Police, Employés de
l'Octroi et Ouvriers de bonne volonté, des
Conférences de Premiers Secours.

Du côté de la Ville, on ne trouvait pas
l'accueil enthousiaste qui eût pu se manifester,
mais, en revanche, tout un groupe de Sauveteurs se tenait à la disposition de l'homme
dévoué qui mettait la science au service d'une
œuvre utile entre toutes.

Aussi bien, en 1900, M. le Président des
H. S. B. confia-t-il à M. le docteur Patay le soin
de préparer une équipe pour le Concours Inter-
national. En 1901 et en 1902, notre Médecin-
Inspecteur répéta les conférences et les exercices pratiques dont nos secouristes volontaires

faisaient déjà le plus grand cas. Cette année même, chaque cours était suivi par une assistance qui allait régulièrement de 25 à 30 personnes. C'est là, pour qui sait les conditions d'une telle entreprise à Rennes, un résultat plus qu'appréciable.

Si l'on étudie la méthode du docteur Patay, ce résultat mérite encore beaucoup plus d'être apprécié. Ce que le maître distingué cherche surtout à enseigner, c'est la façon de donner aux malades et aux blessés des soins intelligents, et utiles -- et uniquement les premiers soins. A qui les secouristes porteront-ils aide ? A ceux surtout qui se blessent ou dont les camarades se blessent aussi, c'est-à-dire aux ouvriers, aux manouvriers de toutes catégories.

On le voit donc du premier coup : le docteur Patay ne risque rien de trop, ne compromet pas les services de la science ; il ne crée des aides volontaires que pour les seuls cas où ces volontaires secouristes peuvent à coup sûr se rendre utiles.

Déjà les secouristes ainsi formés ont fait plus de 400 pansements, tant sur la voie publique que dans les chantiers et ateliers. Cela est quelque chose, et qui mérite des éloges marqués.

Mais l'homme de dévoûment a rêvé mieux,

beaucoup mieux. Il voudrait, par exemple, que les sergents de ville fussent capables de panser aussi bien que de verbaliser. Et qui ne voit, en effet, les services encore beaucoup plus considérables que pourraient rendre ainsi ces braves gens, instruits et outillés d'après les méthodes de la science moderne?

Afin de favoriser la réalisation des projets humanitaires conçus par le docteur Patay, j'ai eu moi-même le plaisir de m'entendre avec lui, et, l'an prochain, *la Société d'Instruction Populaire de Rennes* ouvrira ses cours aux enfants des Écoles, devenus nos pupilles, aux Ouvriers, et aux Agents de bonne volonté de toutes les Administrations. Déjà, 20 Sauveteurs Bretons forment à Rennes une équipe modèle, prête à tous les dévoûments, et, ce qui vaut mieux, à des dévoûments intelligents, dans le plus grand nombre des cas, incendies, noyades, accidents de voitures, etc. La combinaison nouvelle en réunissant les efforts des deux belles Sociétés permettra au docteur Patay de multiplier les services rendus par son initiative à la vieille cité bretonne.

Par les conférences contenues dans ce petit livre — qui est aussi une belle et bonne action — l'on pourra juger de cette intelligence remar-quable avec laquelle le Médecin-Inspecteur des

Sauveteurs Bretons prépare l'œuvre de vie. Nous n'insisterons pas.

Mais encore ne pouvions nous présenter ces pages au public sans rendre hommage très hautement à l'homme de cœur et d'esprit dont la Société des H. S. B. applaudit le talent bienfaisant et généreux : le docteur Patay a bien mérité de notre œuvre patriotique et humanitaire.

Léon BERTHAUT
Secrétaire Général des H. B. S.

CONFÉRENCES FAITES A RENNES

aux Hospitaliers-Sauveteurs Bretons

Par le docteur PATAY

Médecin Inspecteur de la Société,
Lauréat de la Faculté de Médecine de Paris.

PREMIÈRE CONFÉRENCE

Secours aux Noyés, Asphyxiés, Syncopés

—

MESSIEURS,

Votre but est d'apprendre à donner le plus simplement possible les premiers secours aux malades et blessés dont l'état ne permet pas d'attendre l'arrivée du médecin, que, dans tous les cas, vous aurez dû envoyer chercher, mais dont la venue pourra tarder, alors qu'une syncope grave, qu'une hémorrhagie, qu'un empoisonnement ne permettent pas d'attendre. De ces premiers soins, intelligemment donnés, dépend souvent la vie de ces malades et blessés : personne ne devrait les ignorer, car il n'est permis à personne de rester les bras croisés en présence d'un blessé ou d'un noyé ; ou, ce qui est pis, de lui donner des soins qui, pour être empressés, soient plus dangereux encore que l'inaction.

> Rien n'est si dangereux qu'un ignorant ami,
> Mieux vaudrait un sage ennemi.

Je vous entretiendrai aujourd'hui des premiers secours à donner aux noyés, asphyxiés et syncopés.

Les premiers secours aux noyés méritent en effet le premier rang : Notre Société ne les inscrit-elle pas en première ligne et ne voyons-nous pas tous les jours des Hospitaliers-Sauveteurs Bretons hors de pair offrir leur vie pour disputer aux éléments déchaînés des corps... que nous devons, nous, transformer en existences !

Les premiers secours aux noyés peuvent être un peu différents, selon la façon dont a eu lieu la submersion.

Ou bien l'individu a coulé immédiatement sans absorber d'eau, *ou bien il s'est soutenu un certain temps*, s'est débattu et ne s'est noyé qu'après que ses poumons ont absorbé une grande quantité d'eau.

Le sauveteur pourra, s'il a assisté de loin au début de l'accident, savoir à l'avance ce qui s'est passé ; mais s'il ne le sait pas, de cette façon il le devinera à l'*aspect du noyé* retiré de l'eau :

S'il est pâle, les lèvres minces : il a dû couler de suite.

S'il est bleu, tuméfié, la bouche entr'ouverte et comme les narines remplie d'écume et de corps étrangers, il a dû lutter et l'on aura beaucoup plus à faire pour le ramener à la vie ; c'est donc par ce noyé que nous commencerons :

Aussitôt retiré de l'eau, il devra être transporté sur la berge, *les pieds les premiers,* de façon à ce que le transport puisse déjà servir à lui faire rendre le liquide absorbé : on le déposera à l'ombre, la tête au moins aussi basse, sinon plus basse que le corps et légèrement inclinée sur le côté.

Pendant qu'un sauveteur enlèvera rapide-

ment tout vêtement pouvant gêner le réta-
blissement de la respiration et de la circulation, un autre débarrassera avec ses doigts
les voies respiratoires : nez et bouche, de ce
qui peut les encombrer (ou, avec une pince
et un tampon d'ouate).

Puis l'on commencera les *frictions* et les
flagellations.

Ces *frictions* qui devont être faites avec
un linge à défaut des gants de crin (conte-
nus dans notre boîte de secours) et en remon-
tant des extrémités vers le cœur serviront à
rétablir la circulation et la chaleur, *elles
devront être faites concurremment avec la
respiration artificielle* et ne devront jamais
la remplacer.

Pour pratiquer la *respiration artificielle*,
un des sauveteurs se mettra à genou, derrière la tête du noyé (si l'on peut mettre le
noyé sur une table ce sera encore mieux) et
lui empoignant les deux bras (je dis les bras
et non les avant-bras), les élèvera de chaque
côté de la tête en rasant le plan sur lequel
repose le corps, puis les ayant ainsi élevés,
les abaissera (toujours en rasant le sol ou la
table) sur les côtés de la poitrine en les y

appuyant fortement ; il *continuera ainsi lentement, posément, 16 à 18 fois par minute,* en passant la main à un autre lorsqu'il sera fatigué, car il faut là, calme, intelligence et patience, si l'on veut faire de la bonne besogne. Un autre sauveteur pourra aussi, lors de l'abaissement des bras, comprimer la base du thorax. Vous comprenez, n'est-ce pas, ce que réalisent les mouvements de cette *méthode dite de Sylvester :* l'élévation des bras élargit la poitrine et appelle l'air dans les poumons : *Inspiration.* Au contraire, l'abaissement et la pression des bras contre le thorax chassent l'air du poumon : *Expiration.*

Une autre méthode, très préconisée depuis ces dernières années par le docteur Laborde, porte son nom, *celle des tractions rythmées de la langue.* Après avoir débarrassé la bouche de la vase et des mucosités, après l'avoir ouverte de force, si elle est fortement serrée, avec un coin de bois ou la poire d'angoisse (contenue dans notre boîte), on peut placer un bouchon, un mouchoir plié, une cuiller entre les arcades dentaires et alors saisir vigoureusement la langue, soit avec un linge, soit avec la pince spéciale (boîte de secours) et après l'avoir saisie on l'attire lentement hors des arcades dentaires, puis on la laisse rentrer spontanément.

Là, comme avec la méthode de Sylvester, on doit agir lentement, posément, 16 à 18 fois par minute, et ne pas désespérer, puisqu'on a vu de véritables résurrections, peut-on dire, après une heure, une heure et demie et même plus de ces tractions rythmées.

Si l'on peut mettre immédiatement le noyé dans un bain chaud ou mieux sinapisé (avec quelques poignées de farine de moutarde), il ne faut pas négliger ce moyen qui réussit si merveilleusement chez les enfants et qui est presque historique : (un attaché d'ambassade fut ranimé ainsi jadis à Biarritz par un médecin français, après un commencement de submersion : c'était Bismarck !!!).

Mais, s'il y a peu de sauveteurs autour du noyé, on peut varier les moyens pour se reposer les bras et *l'insufflation* devra être essayée.

La bouche est bien libre, avons-nous dit, un des sauveteurs se penchera alors face à face sur le noyé, en ayant soin d'interposer un linge fin entre ses lèvres et les siennes, et après avoir pris une grande inspiration, il lui soufflera cet air dans la bouche, 16 à 18 fois par minute, en ayant soin de bien relever la tête pour l'inspiration ; mais, pour employer ce procédé, il faut absolument que la bouche du noyé soit bien débarrassée des mucosités ou des corps étrangers, sans cela on les refoulerait en arrière, même si elles allaient sortir spontanément et l'on nuirait gravement au noyé.

Résumons ces premiers secours chez notre noyé *bleu.*

Tête en bas pour le transport, position horizontale du corps, tête inclinée sur le côté, très basse.

Enlever les vêtements qui serrent, et vêtir du peignoir si l'on a la boîte.

En même temps : *Frictions sèches et respiration artificielle* (méthode de Sylvester), *ou tractions rythmées* (méthode de Laborde).

Insufflation bouche à bouche.

Bains sinapisés.

Mais, si le noyé a de suite coulé au fond sans absorber d'eau pour ainsi dire, que sa bouche et son larynx aient été fermés par un arrêt subit de la respiration, son aspect sera différent, il aura plus l'apparence d'un cadavre que le précédent, et cependant si la submersion n'a pas duré un temps trop long, il sera plus facilement ranimé, car on aura surtout affaire à un syncopé.

Nous parlerons donc à propos de ce noyé blafard, *de ce noyé blanc*, pourrions-nous dire, de tous les cas de syncope, cet accident banal, quelquefois mortel, si l'on ne porte au malade un secours rapide et intelligent.

Ne la voyons-nous pas se produire à la suite de légère émotion chez les gens nerveux? à la suite d'un léger accident? aussi bien que chez les noyés, les foudroyés et chez les asphyxiés? mais chez ces derniers elle se complique d'une sorte d'empoisonnement du sang, d'une inaptitude de ce sang à la vie et nous en reparlerons tout à l'heure.

Lorsque la syncope est banale, *la seule position horizontale* suffit à faire revenir le malade de cet évanouissement passager.

Mais vous devez la prévoir, cette syncope, chez la victime d'un accident qui se relève immédiatement, pâle, la sueur aux tempes, parlant avec volubilité, ayant cependant des envies de vomir ou d'uriner, et tenir absolument à ce que pendant quelques instants la position horizontale soit gardée, elle seule suffira, je vous le répète, à empêcher la syncope ou à la guérir si elle se produisait.

Eloignez donc avec fermeté cette chaise qu'une main secourable, mais digne de présenter le *pavé de l'Ours,* ne manquera pas d'apporter en toute occasion où le *malade serait bien mieux à terre, allongé, la tête basse.*

Les flagellations sur le visage, soit avec la main, soit mieux avec un linge mouillé, seront excellentes comme premiers moyens, de même le chatouillement du nez avec des vapeurs fortes émanant de vinaigre ou de sels anglais.

Si ces petits moyens ne suffisent pas, vous aurez alors recours à nos grands moyens de tout à l'heure :

Respiration artificielle.
Tractions rythmées de la langue.
Insufflation bouche à bouche.

Un bon moyen pour ramener la circulation, encore préconisé ces derniers temps chez les enfants, consiste à tremper un marteau dans l'eau bouillante et à l'appliquer sur le creux de l'estomac et dans la région du cœur pendant quelques secondes, à intervalles rapprochés ; il réalise ce que nous appelons le *Marteau de Mayor*.

Ces grands moyens seront employés fort utilement chez nos noyés blancs et aussi chez les personnes foudroyées, qu'elles l'aient été par la foudre ou par un courant continu à la suite d'un contact accidentel avec les conducteurs électriques.

Les tramways électriques a voie aérienne sont de plus en plus nombreux et nous pouvons à chaque instant rencontrer des personnes foudroyées par ce contact.

Nous devons d'abord savoir éloigner la victime du fil, car son contact est aussi dangereux que celui du fil lui-même ; nous ne la toucherons donc que les mains très protégées par des gants épais (ou des étoffes non mouillées) comme la flanelle, la laine d'une épaisseur d'un bon centimètre, nous la déplacerons brusquement pour que le fil ne puisse la toucher à nouveau, surtout sur les parties nues. S'il est plus facile d'écarter le fil de la victime, nous le ferons avec un balai, par exemple, ou un rateau, une canne à manche de bois, mais pas avec un parapluie mouillé et à tige centrale de fer, car il nous arriverait immédiatement malheur par l'intermédiaire de ce corps, bon conducteur de fluide.

La victime, une fois à l'abri, nous agirons sans perdre un instant, comme nous venons de le dire pour la syncope grave, en nous souvenant que l'on a pu faire revenir à la vie par ces méthodes les coupables condamnés en Amérique à l'électrocution.

Nous nous trouverons encore en présence d'une syncope chez les victimes du coup de chaleur, de l'asphyxie par l'air confiné, des compressions produites par des éboulements, par la strangulation, mais, je le répète, il ne suffira pas plus chez ces malades de faire revenir de la syncope que chez les asphyxiés par les gaz des fosses d'aisances, des poêles mobiles ou des réchauds, des conduites du gaz d'éclairage, les globules du sang se sont en effet empoisonnés et sont devenus inaptes à fixer l'oxygène, il ne faudra donc pas croire avoir tout fait et avoir sauvé son malade parce qu'il aura commencé à respirer ! Nous le voyons aussi chez les noyés blancs dont nous avons parlé au commencement. Il ne faut donc pas croire à une simple syncope chez ces victimes, et là, plus qu'ailleurs, le médecin a besoin de mettre tout en œuvre pour compléter votre commencement de sauvetage.

Le grand air, l'air le plus pur, les inspirations d'oxygène, les lavements évacuants et de serum, de serum artificiel (eau salée à 7 gr. par litre), la saignée, les injections d'éther, de caféine, seront faites avec succès.

Vous pourrez donc, si vous avez la boîte de secours, donner un lavement évacuant et le faire suivre de petits lavements (100 à 200 gr.) d'eau salée, surtout après que la saignée aura été pratiquée. Injecter une à deux seringues de Pravaz d'éther après avoir fait rougir l'aiguille (en platine iridié) et l'avoir enfoncée à fond dans les tissus.

La syncope peut être due à l'arrêt, dans la bouche et le larynx, d'un corps étranger, vous savez débarrasser des plus fréquents dans les noyades avec le doigt ou une pince un peu longue et un tampon de ouate ; si vous ne pouvez y arriver ainsi, tâchez de provoquer le plus rapidement possible des vomissements sérieux en attendant le médecin je le répète encore.

Vous ne confondrez pas la syncope avec l'attaque d'hystérie, pendant laquelle le sujet conservera les battements de son pouls, alors que la syncope a pu être appelée justement la mort apparente (arrêt complet de la circulation et de la respiration).

L'hystérique se débattra. l'épileptique, au contraire, écumera et se mordra la langue, il aura pu tomber à l'eau ou dans le feu, l'hystérique pas.

Chez les nouveaux nés, on observe souvent la mort apparente, les grandes flagellations, les bains sinapisés, la respiration artificielle, et par dessus tout, l'insufflation bouche à bouche font merveille et, grâce à ces prompts et intelligents secours, de nombreux enfants sont sauvés chaque jour.

2e CONFÉRENCE

—

Des Fractures

MESSIEURS,

Nous parlerons aujourd'hui *des fractures*, des moyens de les reconnaître et de votre conduite en attendant l'arrivée du médecin, ou mieux pour aller vers lui, c'est à dire pour reconduire le blessé à domicile.

Les fractures peuvent s'observer sur tous les os de notre squelette, mais surtout sur les os longs, à la suite de chutes, de coups, de chocs, d'éboulements ; elles s'accompagnent : de *vives douleurs, exagérées* en un point précis où a lieu la solution de continuité : la cassure ; d'*impotence* du membre, l'os ne donnant plus point d'appui solide aux muscles puisqu'il est divisé, ceux-ci sont incapables d'un effort ; et le plus souvent de *déformation*, c'est-à-dire de position absolument anormale (le pied étant par exemple la pointe tout à fait en dedans ou le bras plié en deux au-dessus du coude).

Ce sont ces trois signes surtout qui vous frapperont au premier abord et les seuls que vous devrez rechercher : la *crépitation* et la *mobilité* anormales étant plutôt du ressort du médecin qui saura comment les rechercher, *alors que vous, dans le doute, devrez toujours vous conduire comme s'il y avait fracture :* votre appareil ne sera que provisoire, et si vous avez immobilisé un bras ou une jambe simplement contusionnés, vous n'aurez fait que supprimer des douleurs aux blessés et rien de plus.

Lorsqu'un os est cassé, il peut donc y avoir ou non *déformation du membre :* si cette déformation existe, il est dangereux de la laisser persister, car les extrémités des parties fracturées pourraient traverser les chairs, diviser des vaisseaux et des nerfs et, ce qui est plus grave, faire saillie à l'extérieur en perforant la peau.

Ces fractures, dites ouvertes ou compliquées, sont beaucoup plus graves, en effet, que les autres. Car l'infection (l'entrée des microbes dans la plaie) se fait très facilement et la désinfection très difficilement.

Aussi, dès que vous verrez cette déformation exister, vous efforcerez-vous *de remettre le plus doucement possible* les choses en place, c'est-à-dire dans la position droite ; Pour cela vous tirerez très doucement sur l'extrémité du membre et lorsque vous aurez remis ce membre dans la position normale, vous le maintiendrez par des soutiens latéraux, puisqa'il ne peut plus se maintenir de lui-même.

Vous ne devez donc savoir faire pour les fractures simples, c'est-à-dire non compliquées de plaies (nous reparlerons de celles-ci à propos des pansements), que deux choses : la *réduction apparente de la fracture et son immobilisation dans une bonne position.* Le reste regarde le chirurgien et ses aides.

Pour immobiliser une fracture remise en place, vous vous servirez *d'attelles*, c'est-à-dire de longues planchettes de bois que vous improviserez facilement si vous n'en avez pas de toutes faites sous la main : avec des planches minces, des branches d'arbres, au besoin, légèrement équarries ; des tiges métalliques rigides en pourront aussi tenir lieu.

Vous aurez soin de mettre entre elles et

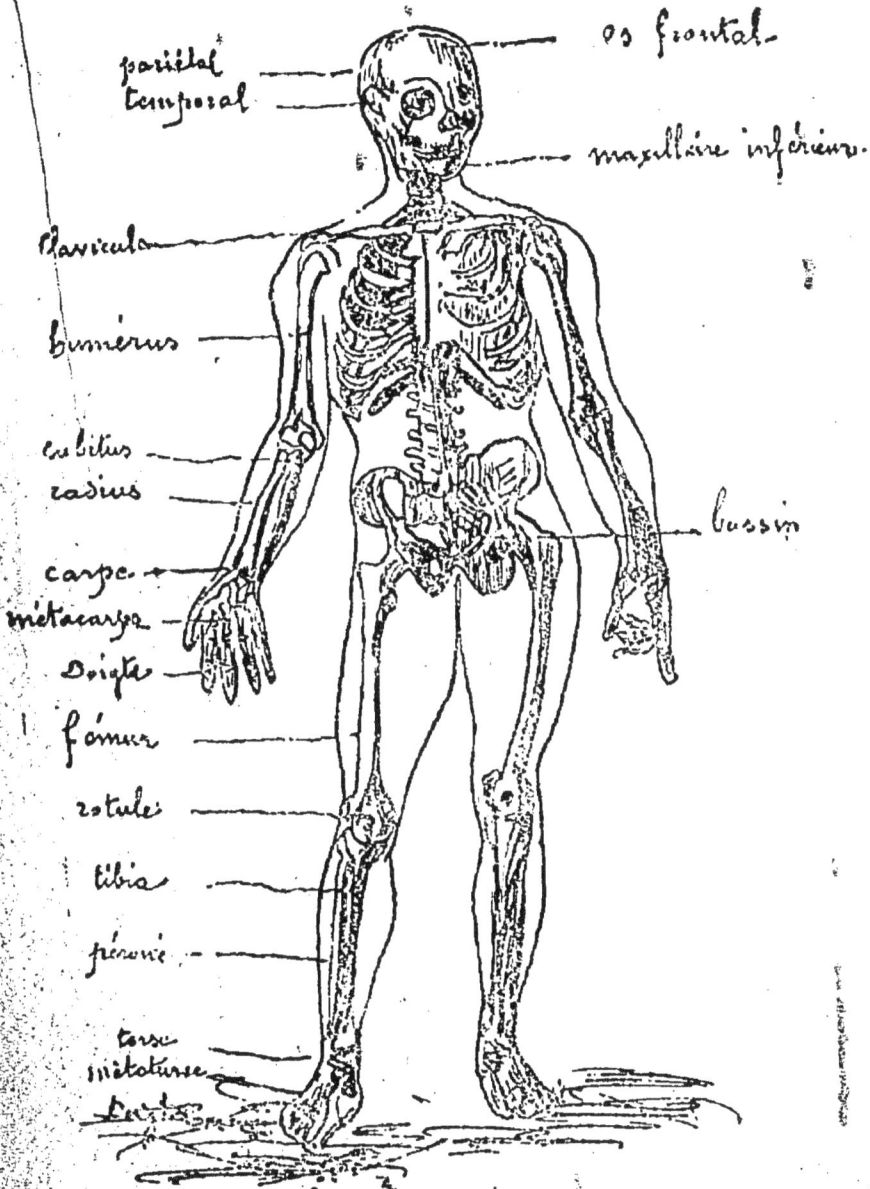

os frontal

pariétal

temporal

maxillaire inférieur.

Clavicule

humérus

cubitus

radius

bassin

carpe

métacarpe

Doigts

fémur

rotule

tibia

péroné

tarse

métatarse

Doigts

Squelette

le membre blessé de l'ouate, des linges, des coussins, des oreillers, des tampons de paille ou de foin pour qu'elles ne reposent pas durement sur les parties blessées et vous les maintiendrez en place par de longues bandes de toile, par des serviettes, des courroies, des liens quelconques en un mot ; et ceci fait, vous n'aurez plus qu'à vous préoccuper du transport.

Nous allons passer en revue les différents os du squelette et à leur propos je vous dirai les particularités de leurs fractures et les premiers secours à apporter plus particulièrement à ces fractures :

La tête, comme vous le voyez, est composée de la face et du crâne : vous n'aurez pas là à immobiliser les fractures : celles de la face, observées surtout dans les chocs, les éboulements, les coups de feu, s'accompagnant surtout de plaies, c'est plutôt de celles-ci dont vous aurez à vous préoccuper, sauf au maxillaire inférieur que vous soutiendrez dans une mentonnière.

Pour le crâne : ses fractures s'accompagneront de syncopes graves que vous traiterez et pour lesquelles vos ressources seront bien insuffisantes : il faudra donc là ne pas perdre de temps pour le transport vers l'hôpital ou la maison de santé les plus proches. Les fractures de la base du crâne sont particulièrement graves.

Les fractures de la colonne vertébrale, cette longue suite de vertèbres, sont aussi le plus souvent mortelles et vous n'aurez encore qu'à transporter, sans rien essayer, si vous pensez que votre blessé, pris dans un éboulement et en état de mort apparente, en est atteint.

Les fractures *du bassin,* c'est-à-dire de ces os énormes qui donnent attache à nos membres inférieurs, sont surtout produites par un écrasement et par suite l'état du blessé est aussi extrêmement grave : son transport rapide, le plus moëlleusement possible, s'impose donc.

Toutes ces fractures sont heureusement rares, et c'est surtout en présence de fractures des côtes ou des membres que vous vous trouverez.

Les fractures de la clavicule, ce petit os en forme de clef, qui relie l'épaule au milieu de la poitrine, s'observent quelquefois à la suite de chutes sur le moignon de l'épaule, surtout chez les cyclistes et les cavaliers, vous immobiliserez simplement dans une écharpe, comme nous le dirons plus tard.

Les fractures de côtes s'observent très souvent soit par chutes sur des caisses, des tables ; soit par compression dans les éboulements ou collisions : lorsqu'elles sont graves, elles s'accompagnent de crachements de sang. Là, il n'y a pas à se préoccuper de la réduction, de la remise en place des fragments, qui a eu lieu spontanément : il suffira pour bien maintenir cette réduction et surtout pour éviter la douleur au blessé, principalement marquée dans la toux et les grandes inspirations, d'entourer le thorax, c'est-à-dire la cage produite par toutes les côtes et fausses côtes, d'une large bande un peu serrée : ce sera un rouleau de diachylon si on l'a sous la main, ou une serviette bien cousue ou épinglée solidement, ou encore une large ceinture de flanelle comme celle des troupes d'Afrique.

Le membre supérieur se compose de trois parties : le bras, l'avant-bras et la main.

Le bras est constitué par ce gros os, *l'hu-*

merus qui peut se casser soit à son extrémité supérieure, soit en son milieu, soit
près de l'articulation du coude : si votre
blessé ne peut se servir de son bras, qu'il en
souffre vivement surtout en un point et que
à défaut de déformation vous constatiez des
raccourcissements dans sa longueur, agissez
comme je vous l'ai dit : — *Immobilisez* et
fixez le long du corps dans la grande écharpe.

L'avant-bras comprend deux os, le *radius*
situé du côté du pouce, le *cubitus* du côté
du petit doigt (lorsqu'il est sur la couture du
pantalon !) Ces deux os peuvent être cassés
ensemble ou séparément : s'ils sont cassés
ensemble, les deux parties de l'avant-bras
sont souvent à angle droit et la partie antérieure pend, lamentablement, inerte. —
Au contraire, un seul peut être fracturé,
et c'est alors presque toujours le radius, près
du pouce, par suite d'une chute sur la paume
de la main, le poignet présente alors une
déformation caractéristique dite en dos de
fourchette et l'on voit les tendons de la main
faire saillie sur les extrémités de l'os dirigées
en bas.

A la main les os sont nombreux, d'abord

le carpe constitué par cette série de petits os, puis les métacarpiens, ces longs os (sur le squelette), qui disparaissent avec le carpe sur le vivant au milieu des tissus mous de notre main et qui se terminent par les doigts composés, sauf le pouce, de trois parties : la phalange, la phalangine et la phalangette sur laquelle se développe l'ongle.

Les fractures de ces petits os longs doivent se traiter absolument comme celles des os longs plus considérables du bras :

A l'avant-bras, lorsqu'on immobilisera pour le transport, on aura soin de placer l'avant-bras le long du corps, le *pouce en haut.*

Au membre inférieur nous trouvons également trois parties : la cuisse, la jambe et le pied.

La cuisse constituée par cet os très fort, le fémur, qui cependant se fracture soit par choc violent, soit par chute, surtout chez les vieillards, et alors le plus souvent près de son extrémité supérieure.

Lorsqu'un seul fémur est rompu, on trouve une attelle toute prête dans l'autre jambe et on réunit solidement les deux avec un seul long soutien extérieur (le fusil sur le champ de bataille). mais ce soutien doit remonter très haut pour prendre point d'appui sur le bassin.

Entre la cuisse et la jambe, nous trouvons ce petit os en forme de *galet, la rotule,* qui souvent se fracture sans même que le genou touche à terre, par violent effort musculaire : aussi pour sa fracture qui rend le blessé impotent, incapable de se relever et de marcher autrement qu'à reculons. vous devrez aussi immobiliser le membre inférieur.

La jambe est constituée par deux os : en dedans un gros, *le tibia;* en dehors un grêle, *le péroné,* ils sont le plus souvent, sauf quelquefois chez les enfants ou à la suite d'entorses graves, fracturés ensemble et ordinairement à la partie médiane : le pied est dejeté en dedans ou en dehors de façon tout à fait anormale et le blessé ne peut se relever.

C'est là surtout que l'immobilisation bien faite empêchera de graves complications et de grandes souffrances, car si le blessé aura pu à la rigueur immobiliser son membre supérieur fracturé, de l'autre main il sera incapable de rien faire lui-même pour sa jambe cassée et la douleur l'empêchera, heureusement, de se traîner vers le secours.

Les entorses se compliquent souvent de fractures de ces extrémités osseuses dites *malléoles*, et même dans ces cas l'immobilisation immédiate rendra de grands services.

Les fractures du pied sont plus rares et ne méritent pas de retenir notre attention, car tous les os qui le constituent : tarse, métatarsiens et doigts sont presque tous courts et si intimement accolés que leurs fractures passent bien des fois inaperçues.

Lorsque le blessé que vous aurez à secourir vous présentera de la déformation, de l'impotence et de la douleur dans un membre, vous commencerez, après l'avoir bien allongé, par le déshabiller en ayant le plus grand soin *de ne pas procéder par secousses et de commencer toujours par le membre sain* pour être plus à l'aise avec le membre blessé. Si vous ne pouvez agir doucement, avec des bottes par exemple, n'hésitez pas un seul instant à les couper dans toute la hauteur pour dégager le membre inférieur cassé sans exercer de tractions sur les fragments osseux. Après cela, vous remettrez doucement en position normale les parties déformées et immobiliserez dans une bonne position.

Il est bien entendu que votre appareil ne sera que provisoire et que vous n'aurez pas l'intention de faire comme ces dangereux rebouteurs qui estropient des gens pour la vie.

Dès que vous le pourrez, vous remettrez votre blessé aux mains du Médecin qui réduira la fracture selon les règles de l'art et l'immobilisera dans un appareil bien fait et non plus provisoire, réunissant toutes les conditions pour que la fracture guérisse bien et vite.

Si les fractures sont compliquées de plaies elles seront encore plus faciles à reconnaître, puisque les os feront quelquefois saillie à l'extérieur, mais elles seront beaucoup plus graves et, sitôt reconnues, il faudra les laver aussi soigneusement que possible avec les antiseptiques dont vous disposerez.

De cette première désinfection peut dépendre la vie du blessé, tout au moins la conservation du membre.

Vous laverez donc largement comme vous apprendrez à le faire pour les plaies infectées, et c'en est bien le type ! puis mettrez dessus un *bon pansement humide au sublimé et enfin immobiliserez par dessus pour le transport.*

Mais souvenez-vous bien que ces fractures sont très graves et ne sauraient nécessiter assez de précautions.

TROISIÈME CONFÉRENCE

—

Des Luxations

Je vous prie de me suivre encore aujourd'hui sur le squelette (1), car *les luxations* dont je veux vous entretenir maintenant n'intéressent point un seul os comme les fractures, mais la jointure, l'articulation de deux ou plusieurs os entre eux et pour les comprendre, il faut naturellement en voir les rapports.

Je ne veux, bien entendu que vous apprendre à *reconnaître* « grosso modo » *une luxation d'un simple traumatisme* (2) car si la luxation n'est pas un accident bien grave une fois reconnue et bien traitée ; il n'en est pas de même si elle n'est pas reconnue et par conséquent pas traitée.

En effet, alors qu'une luxation récente

---

(1) Voir page 25.
(2) Inflammation suivant un choc.

se réduit facilement et ne laisse guère de traces derrière elle, *il n'en est plus de même d'une luxation ancienne* qui même réduite ne se maintient pas et qui par conséquent a pour suite, l'impotence plus ou moins complète d'un membre.

Ce que je veux vous apprendre, c'est donc, je le répète, à distinguer une luxation d'un traumatisme banal, car si vous pensiez à une fracture, vous verriez au moins un médecin, tandis que si après une chute sur l'épaule, par exemple vous attribuiez les symptômes éprouvés à *la simple contusion* et laissiez dans cet état, sans consulter, vous pourriez faire perdre à tout jamais la liberté des mouvements de cette épaule.

Nous allons, comme pour les fractures, passer rapidement en revue sur ce squelette nos principales articulations et je vous dirai, à mesure, à quoi l'on reconnaît une de leurs luxations ; *me gardant bien de vous dire comment il faut s'y prendre pour réduire,* c'est-à-dire pour traiter définitivement une luxation : car je ne crois pas vous faire injure en pensant que vous exécuteriez mal cette réduction puisque cela n'est pas votre métier et que vous n'arriveriez qu'à faire inutilement souffrir le blessé.

Je vais donc vous apprendre, n'est-ce pas, à reconnaître une luxation, c'est entendu ; mais aussi à empêcher le blessé de souffrir en le reconduisant chez lui ou vers le médecin.

A la tête : le maxillaire inférieur : cet os mobile qui constitue à lui seul notre mâchoire inférieure s'articule avec le *temporal* de chaque côté. Vous ne comprenez peut-être pas bien cette articulation de deux surfaces convexes mais je vous dirai que sur le vivant il y a un cartilage interposé entre les deux surfaces qui corrige cette mauvaise structure du squelette.

Lorsque le menton a rencontré le sol le blessé peut se relever *la bouche ouverte, le menton pendant, les dents inférieures dépassant en avant les supérieures, les joues creuses et ne pourront plus* que... bafouiller. Cela sera vite remis mais n'attendez pas que cela se fasse tout seul ! Vous voyez le mécanisme qui a produit cette luxation, projection du menton en arrière et des surfaces articulaires en avant : *il faut donc qu'une main exercée fasse le contraire.*

De la mâchoire nous sautons *à l'épaule :* c'est cette luxation que vous rencontrerez le plus souvent dans les chutes.

Regardez les surfaces articulaires : *cette petite cupule dépendant de l'omoplate sur laquelle se meut cette bille formée par la tête de l'humerus.* Bien entendu cupule et bille sont entourées de ligaments et d'une capsule. Cette bille, cette portion de bille plutôt, peut sortir de cette cupule par en haut, par en bas, en arrière ou en avant. *C'est surtout en avant,* car si vous vous expliquez le mécanisme d'une chute, vous voyez le corps lancé en avant et le bras instinctivement porté lui aussi en avant ; mais ce bras ne peut retenir la projection du corps qui le dépasse et tombe sur lui : la tête de l'humerus dans ce brusque ressaut *sort de la cavité glénoïde* et se porte en avant en déchirant capsule et ligaments. Vous comprenez qu'elle peut être située là, tout à fait en avant, ou sous ce crochet osseux *(apophyse coracoïde)* ou entre *elle et la cavité glénoïde, ou bien au-dessous d'elle en rapport avec les côtes.*

Le blessé se relèvera assez facilement à l'aide de l'autre bras, mais il aura le moignon de l'épaule touchée très douloureux et il s'empressera, tout naturellement, de soutenir de sa main valide le membre blessé.

En le déshabillant vous serez frappés de l'aspect de son épaule surtout en la comparant à l'autre, *la rondeur des contours sera remplacée par une ligne verticale tombant de l'omoplate, droit comme les franges d'une épaulette, et au-dessous le bras sera porté en dehors*, ce que vous comprenez bien n'est-ce pas en me suivant sur le squelette.

Vous avez reconnu qu'il y avait luxation de l'épaule, *vous allez immobiliser cette épaule* pour dispenser le blessé de soutenir son bras invalide de son autre main.

Vous placerez donc l'avant-bras dans une écharpe bien solide.

Si vous n'avez qu'une cravate, qu'un mouchoir, vous confectionnerez ce que l'on appelle la *petite écharpe*, c'est-à-dire une anse fixée aux vêtements qui soutiendra main et poignet. Une ceinture, l'ouverture du gilet ou de la chemise la réaliseront aussi, mais moins bien évidemment.

Si vous avez un grand foulard, vous pourrez faire la *moyenne écharpe* :

Vous plierez en triangle, introduirez le sommet vers le coude et attacherez les deux bouts derrière le cou par un nœud solide ou de bonnes épingles, soutenant ainsi non seulement la main, mais aussi l'avant-bras en repliant et fixant en dessus l'angle externe.

Enfin, si vous avez un grand linge carré de 1ᵐ20, vous pouvez réaliser la *grande écharpe*.

Vous plierez le linge en triangle, introduirez le coude dans la base de ce triangle, ferez passer le bout antérieur par dessus le bras et l'épaule malades et irez l'attacher avec le postérieur derrière le cou, puis réunirez ensuite les deux autres bouts latéraux autour de la taille.

Je ne vous avais pas parlé des écharpes à propos des fractures, bien que vous en indiquant l'emploi, je me réservais de vous en parler maintenant, et je vous les ferai appliquer vous-mêmes tout à l'heure.

L'épaule luxée ainsi immobilisée, reconduisez le blessé chez lui et *faites venir le médecin qui réduira avec d'autant plus de facilité et de succès, donc heureusement pour le blessé, que la luxation sera plus récente.*

De l'épaule nous passons *au coude ;* là encore, les luxations seront fréquentes, surtout chez les enfants et tout jeunes gens.

Le coude, c'est-à-dire la grosse partie du *cubitus* et la petite du *radius* pourront, comme à l'épaule, la tête de l'humérus, être portés en dehors ou en dedans, en avant ou en arrière, mais de même que je vous disais que les luxations en avant de l'épaule étaient de beaucoup les plus fréquentes, je vous dirai aussi que ce sont les *luxations du coude en arrière* qui s'observent presque toujours, et vous comprenez en effet que dans une chute sur la main, la violence du choc a plus de chance de porter le coude en arrière que dans toute autre direction.

Le *coude est alors très déformé,* vous le pensez bien, et la grosse extrémité du cubitus : l'olécrâne, *fait en arrière une forte saillie.* Il ne faut naturellement pas songer à allonger le bras ; cette luxation se reconnaît donc plus facilement que celle de l'épaule.

Une fois que vous l'aurez constatée, mettez le bras dans une écharpe et reconduisez le blessé.

Les luxations du poignet sont très rares, et la lésion de cette région sera plutôt celle dont je vous parlais tout à l'heure : la fracture du radius qui, par sa déformation, peut, on le comprend, faire croire au premier abord à une luxation simple.

Les os de la main peuvent aussi se luxer; il faudra une chute sur un objet saillant pour faire sortir un métacarpien hors de ses attaches, mais cela peut se voir; *beaucoup plus fréquentes seront les luxations des doigts et en particulier du pouce.*

La luxation du pouce se produit, en effet, facilement à la suite d'une chute sur la face antérieure de ce doigt.

Le premier métacarpien vient dans ce cas au-devant de la phalange du pouce; et *ce pouce luxé peut se présenter sous deux aspects :* la première phalange peut être perpendiculaire au métacarpien, ce qui, avec la deuxième phalange dans la flexion, figure assez bien un Z, ou bien la phalange luxée reste parallèle au métacarpien, et alors le pouce est seulement raccourci.

Dans l'un comme dans l'autre cas, le pouce est à peu près impotent et sa réduction souvent difficile. Moins fréquentes et moins sérieuses sont les luxations des différentes phalanges des doigts sur elles-mêmes ou sur les métacarpiens.

Nous arrivons *aux luxations du membre inférieur*; oh! elles sont peu banales, mais, enfin, vous pourrez les rencontrer, et je dois vous en dire quelques mots.

Les moins rares parmi ces luxations sont *celles de la hanche*. Vous voyez que, comme à l'épaule, *la tête du fémur* présente, comme celle de l'humérus, une sorte de bille mobile dans une cavité plus importante que celle de l'omoplate, et qu'on appelle *cavité cotyloïde*.

Sous l'influence d'un choc, d'une chute violente, cette tête du fémur, cette bille peut déchirer la capsule et les ligaments qui la retiennent dans cette cavité, et en sortir soit par en haut, soit par en bas, soit en avant, soit en arrière ; le plus souvent la tête fémorale vient occuper ces deux positions que je vous montre en place : *en haut et en arrière*, dans la fosse iliaque externe ; *en bas et en avant,* au-dessous du pubis, dans la fosse ovalaire.

Vous voyez que dans le premier cas, la racine du membre sera remontée et celui-ci porté en dedans. Dans le second, la racine du membre sera portée plus en dedans que normalement et la cuisse portée en dehors sans pouvoir se rapprocher de l'autre.

Je vous le répète, ces luxations nécessitent pour se produire un choc violent.

La rotule, ce petit os mobile du genou pourra lui aussi se luxer, bien que cela soit rare. Ses luxations se produiront de préférence en dehors.

Les luxations du genou sont encore plus rares et ne s'observent guère, de même celles de l'articulation du pied avec la jambe ; il se produit là plutôt, en effet, des ruptures, des déchirures, des ligaments ; c'est-à-dire que les os ont failli perdre leurs rapports normaux mais ont seulement distendu ou arraché les cordages qui les maintenaient en place et il en est résulté *une simple entorse.*

L'entorse est donc caractérisée par la distension ou l'arrachement complet des ligaments : On comprend ainsi la vive douleur au moment de sa production et celle qui accompagne tous les mouvements.

Bien traitée, l'entorse est peu grave, si elle n'est pas compliquée de fracture ce qui arrive souvent.

Bien reconnue et bien traitée, la luxation n'est pas beaucoup plus grave, mais il faut que l'une et l'autre soient bien traitées, c'est là l'important.

Je vous ai parlé des écharpes pour le membre supérieur luxé; pour le membre inférieur, il faut le laisser dans la position qu'il a prise et se préoccuper de suite du transport du blessé.

Immobiliser l'entorse sur le champ, en faisant un peu de compression ouatée autour de l'articulation et ayez recours ensuite aux bains très chauds et aux massages.

QUATRIÈME CONFÉRENCE

1° Des Hémorrhagies

Messieurs,

Je vous parlerai aujourd'hui des *hémorrhagies* et des procédés d'urgence pour en venir à bout.

On donne le nom d'*hémorrhagie* à toute *sortie un peu abondante du sang hors de* ses vaisseaux, à toute fuite de nos conduits sanguins.

Or, pour qu'il se produise une fuite, il faut que *la pression soit trop forte, et le conduit en mauvais état;* c'est ce qui se présente pour les hémorrhagies très graves, souvent rapidement mortelles, qui se produisent à l'intérieur de notre crâne : ou bien que la *pression étant normale, le conduit en bon état, il y ait eu rupture par un agent extérieur.*

C'est surtout ce dernier cas qui nous occupera, car, dans le premier, vous n'aurez qu'à

vous occuper du transport, sans pouvoir
rien faire, tandis que, de votre prompte
intervention dans le second cas, pourra
dépendre la vie du blessé.

En effet, une hémorrhagie un peu sérieuse
peut, par sa continuité, entraîner la mort du
blessé, ou tout au moins un affaiblissement
tel qu'il faudra de longs mois et des soins
énergiques pour le remettre sur pied.

Mais, pour que vous puissiez comprendre
et appliquer utilement les premiers secours
à donner aux hémorrhagies, il me faut,
comme pour les fractures, vous donner une
description rapide de notre système circula-
toire.

Il se compose d'une machine puissante,
toujours en mouvement, *le cœur*, qui, par
ses muscles puissants, chasse dans de gros
tubes élastiques, appelés *artères*, le liquide
rouge qui est le *sang*. Ce sang, chassé dans
les artères, vient de se vivifier dans les poumons, au contact de l'oxygène de l'air, et il
est alors d'un rouge vif; il est projeté par
acoups, à chaque contraction musculaire du
cœur, et ces à-coups dans les tubes élastiques, qui sont les artères, donnent lieu à des

expansions et à des rétractions de ces conduits, qu'on peut sentir sous le doigt, lorsque les artères sont superficielles, et c'est à ces pulsations qu'on a donné le nom de pouls, qu'on tâte ordinairement au poignet, du côté du pouce.

Les artères sont volumineuses à leur origine, elles se rétrécissent vers l'extrémité des membres ou des parties que le sang doit nourrir en leur abandonnant son oxygène : ces petits vaisseaux sont les capillaires. Le sang se charge alors d'acide carbonique, change de couleur et devient noirâtre, et, dans cet état, revient au cœur par des vaisseaux de plus en plus importants, qui sont les *veines*, vaisseaux non élastiques et sans battements. De la partie droite du cœur, ce sang veineux noirâtre s'en va s'oxygéner dans les poumons et revient dans la partie gauche à l'état rouge, à l'état artériel dans lequel nous l'avons pris tout à l'heure.

Donc, dans les artères, nous avons du sang rouge animé de battements, dans les veines du sang noir coulant sans à-coups. Nous reviendrons là-dessus à propos du

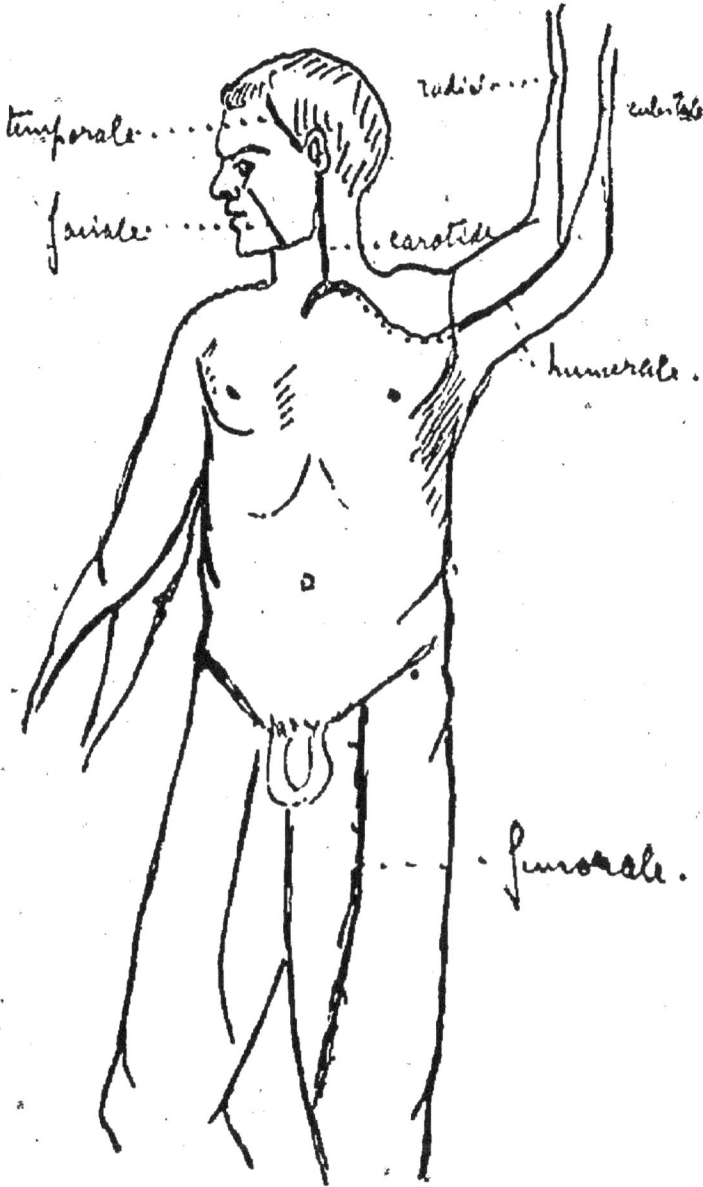

temporale

faciale

radiale

cubitale

carotide

humérale

fémorale

Artères.

diagnostic de l'hémorrhagie et de son traitement.

Du cœur gauche part un gros vaisseau, l'*aorte*, qui après s'être recourbé descend en arrière, le long de la colonne vertébrale, jusqu'à ce qu'il se bifurque en deux gros tronçons, les artères iliaques, destinées aux membres inférieurs.

De ce gros vaisseau, de cette grosse conduite si vous le préférez, en partent d'autres très nombreux, mais plus petits, qui alimentent les bras et la tête en particulier.

De chaque côté du cou se trouve un gros vaisseau, l'*artère carotide primitive*, qui se bifurque en deux branches : l'une, la *carotide interne*, l'autre, la *carotide externe*.

On sent assez nettement le trajet de ces gros vaiseaux suivant une ligne qui partant à peu près du milieu de la base du cou s'en irait vers l'angle de la mâchoire ; je vous engage d'ailleurs, lorsque je vous parle d'une artère, à en rechercher sur vousmêmes les pulsations, lorsqu'elles sont appréciables, pour les retrouver ensuite plus facilement et plus rapidement sur les autres lorsque vous aurez à le faire.

Puisque nous sommes au cou, autant parler de suite des veines qui accompagnent les carotides : elles sont au nombre de deux pour chaque carotide et très volumineuses, ce sont les *jugulaires*.

Leur blessure est aussi grave que celle de l'artère, c'est-à-dire bien souvent fatale, mais il faut, pour les atteindre, une profonde blessure produite par le rasoir dans lesn tetatives de suicide, un coup de feu ou un coup de sabre.

La carotide externe fournit des branches à la face; deux vous suffiront à connaître : la *faciale* qui est très superficielle et passe sur la mâchoire inférieure à trois doigts en avant de l'angle de la mâchoire; elle gagne d'abord obliquement l'aile du nez, puis, de bas en haut, l'angle interne de l'œil.

La *temporale*, que l'on voit battre sur les côtés du front et qui est quelquefois si flexueuse, part un peu en avant de l'oreille et monte obliquement en haut et en avant sur le front, un peu en arrière des cheveux et sous eux.

A la base du cou, du point médian à la partie moyenne de la clavicule, on trouve l'*artère sous-clavière*. A son origine, elle dépasse environ de deux bons travers de doigt le niveau supérieur de la clavicule; en passant dessous elle change de nom, et, se dirigeant vers l'aisselle, elle se nomme *axillaire*; elle est d'ailleurs assez profonde.

Au bras, l'artère principale est l'*humérale,* elle occupe sa face interne, celle qui répond à la poitrine lorsque le bras pend contre le corps. Pour la rechercher et la comprimer facilement, il est donc avantageux d'écarter le bras du tronc. Elle est dans toute l'étendue de son trajet assez peu profonde, et on peut sentir facilement ses battements. Son trajet répond à une ligne partant approximativement du sommet du creux de l'aisselle pour aboutir au milieu du pli du coude (la paume de la main tendue en avant), où encore si l'on veut, elle répond au milieu de la face interne du bras, de son origine jusqu'un peu au-dessous du coude où elle change de direction pour gagner obliquement le milieu du coude.

Une grosse veine l'accompagne.

Au niveau du pli du coude, cette artère du bras, l'*humérale,* se divise en deux branches, la *radiale* et la *cubitale.*

Ces deux vaisseaux s'écartent pour gagner les deux bords de la face antérieure du bras (la paume toujours en avant) en dedans : c'est la *cubitale* assez profonde en haut, plus superficielle en bas.

La *radiale,* placée en dehors, est plus superficielle; c'est à la radiale qu'on tâte le pouls.

L'artère principale de *la cuisse* est la *fémorale*; elle s'étend du milieu du pli de l'aîne jusqu'à quatre travers de doigt au-dessus de la partie interne du genou. Elle passe, en effet, derrière le genou (heureusement, n'est-ce pas?) pour se mettre à l'abri près d'une grosse veine, dans le creux poplité.

On sent bien les battements de *l'artère fémorale* au pli de l'aîne. Ceux de la *poplite* dans le milieu du creux poplite.

A *la jambe,* les artères sont nombreuses.

Je ne vous citerai que la *tibiale antérieure* qui passe en dehors et le long du tibia, et la *pédicure* qui la continue sur le dos du pied.

Vous voyez bien maintenant où sont situées les artères dont la connaissance peut le plus souvent vous être utile. En effet, je ne vous parle pas des profondes sur lesquelles vous ne sauriez agir utilement.

Mais je vous ai parlé des artères et vous attendez que je vous parle des *veines* qui elles, ramènent le sang noir des extrémités vers le cœur droit : eh bien! ce sera plus simple, puisqu'il vous suffira de savoir qu'elles accompagnent les artères au nombre de deux, ordinairement situées de chaque côté, et qu'elles portent le même nom.

Si maintenant vous vous trouvez en présence d'une plaie un peu importante et qui saigne abondamment, quelle doit être votre conduite?

D'abord de reconnaitre de quelle nature est cette hémorragie?

Si le sang est bien rou e, projeté assez loin et par saccade, par à coups, **c'est du sang artériel.**

L'hémorrhagie est artérielle.

Si le sang est noirâtre, peu ou point projeté, s'écoulant en jet continu ou en bavant de la plaie, **c'est du sang veineux,** et

vous avez à faire à une *hémorrhagie vei-*
neuse.

Pour arrêter une hémorrhagie, il y a divers moyens : Le premier, l'idéal, le moyen
chirurgical, consiste à pincer le bout de
l'artère qui saigne dans les mors d'une
pince à forcipressure, dont on fixe la pression par le cran, puis à lier avec une soie
spéciale au-dessus des mors de cette pince
hémostatique qu'on desserre alors et qu'on
enlève. Ce n'est pas à vous de faire cette
ligature, mais si vous avez notre boîte de
secours vous pourrez, les mains propres et
les pinces flambées dans le bassin en hari-
cot, puis arrosées d'eau phéniquée, mettre
sur une artère qui donnerait beaucoup une
des pinces hémostatiques en attendant l'arrivée du médecin ; ce sera préférable à la
compression si, je vous le répète, vous
avez les pinces et le sang-froid nécessaire.

Mais le moyen le plus pratique consiste
dans *la compression,* et c'est pour que vous
sachiez *où* la faire que vous devez savoir
le trajet des principaux vaisseaux, et c'est
encore pour savoir *de quel côté* la faire que

vous devez rapidement reconnaître si l'hémorrhagie est artérielle ou veineuse.

Cette compression se fera très rapidement avec le pouce ou les doigts sur le trajet du vaisseau qui donne le sang.

Cette compression se fera au-dessus de la plaie, si l'hémorrhagie est artérielle, c'est-à-dire entre le cœur qui envoie le sang rouge et le bout de l'artère qui lui donne issue.

Cette compression se fera au-dessous de la plaie, si l'hémorrhagie est veineuse, c'est-à-dire entre l'extrémité du membre qui renvoie le sang noir vers le cœur et le bout de la veine par lequel il s'écoule.

Si l'on faisait le contraire dans ce dernier cas, et si l'on mettait le lien ou le doigt au-dessus de la plaie, on verrait, comme dans la saignée chirurgicale, le sang veineux s'écouler non plus en bavant, mais en un beau jet continu.

En présence d'un blessé perdant du sang en abondance et après avoir rapidement reconnu que ce sang était artériel, vous devez vous appliquer à trouver immédiatement l'artère principale du membre et à la comprimer.

Si vous arrêtez ainsi l'hémorrhagie ne vous occupez plus qu'à remplacer votre main par un moyen mécanique ou à trouver des aides pour vous remplacer jusqu'à l'arrivée du médecin, que vous devez bien entendu prévenir de ce dont il s'agit, pour qu'il n'arrive pas les mains vides.

Si elle ne s'arrête pas, c'est que vous n'êtes pas au bon endroit; cherchez encore, et si vous ne pouvez y parvenir, faites la compression sur tout le membre, au moyen d'un lien circulaire.

De quelle façon comprimerez-vous avec la main ?

Soit avec le pouce appliqué sur l'artère, le reste de la main prenant un solide point d'appui sur la face opposée du membre ; soit avec les quatre derniers doigts placés sur le vaisseau, le pouce prenant appui sur le côté opposé du membre.

Celui qui comprime un vaisseau, se place de côté pour les membres supérieurs et inférieurs, en dedans ou en dehors, selon qu'il fait la compression avec le pouce ou avec les doigts, avec la main droite ou la main gauche.

La compression doit toujours être faite perpendiculairement à la surface de la peau et par le fait perpendiculairement au plan osseux contre lequel on doit aplatir l'artère.

Pour le membre inférieur le lieu d'élection de la compression correspond au *milieu du pli de l'aine*, un peu plus bas, où l'on sent les battements.

Pour le membre supérieur à la *face interne du bras* vers son tiers supérieur.

La cubitale et *la radiale* sont comprimées un peu au-dessus du poignet, près des bords de l'avant-bras.

La sous-clavière peut être comprimée avec le pouce au-dessus de la clavicule dans le creux sus-claviculaire.

La carotide à la partie inférieure de son trajet le doigt agissant perpendiculairement à la colonne vertébrale.

La faciale est aplatie contre le maxillaire inférieur.

La temporale au-dessus et un peu en avant du pavillon de l'oreille.

Je vous ai dit et vous répète que la compression digitale est le premier et le plus simple des moyens. C'est un moyen excellent certes, surtout employé par une main habile, mais le plus habile se fatigue et il faut en attendant l'arrivée du chirurgien et son intervention recourir pour continuer à arrêter le sang, pour continuer ce que nous appelons l'hémostase, avoir recours à des moyens mécaniques.

Presque tous ces moyens dérivent non plus de la compression en un point unique mais de la compression générale de tout le membre, le type de ces moyens est la compression par la bande hémostatique que voici. Elle est bien simple, comme vous voyez, c'est une bande en caoutchouc rouge de 60 centimètres de long sur 3 ou 4 de largeur, elle porte comme indications :

Refoulement du sang.

Bras, 4 tours ; cuisse, 3 tours.

Glisser l'extrémité libre sous les circulaires.

Vous voyez qu'il n'est point malaisé de s'en servir et qu'à son défaut on peut la remplacer par n'importe quel lien élastique.

bretelles, jarretières, ou si l'on n'a rien d'é-
lastique sous la main par une ceinture, une
bande, un lien quelconque, mais alors on
aura recours à divers artifices.

On donne le nom de *Cravate de Mayor* à
un de ces procédés expéditifs et pratiques.

Vous aviez tout à l'heure le doigt sur le
trajet de l'artère à comprimer, et vous
appuyiez avec une certaine force; eh bien,
pour faire la Cravate de Mayor, vous prenez
votre mouchoir, y faites un nœud, mettez
ce nœud à l'endroit où était votre doigt et
fixez ensuite le mouchoir autour du membre
par ses deux bouts, exerçant ainsi la compression. surtout au point utile, d'une ma-
nière efficace et extrêmement simple.

Au membre supérieur, à la face (pas au
cou, naturellement) à l'aisselle, au membre
inférieur, vous pouvez employer ce procédé
rapide.

Mais si cela ne suffisait pas. vous auriez
alors recours à ce qu'on nomme le *garrot.*

Pour mettre à exécution ce procédé, vous
entourerez la racine du membre blessé d'un
mouchoir ou d'un lien quelconque, que vous
lierez solidement par ses deux bouts; puis

du côté opposé à l'artère, vous introduirez une baguette, une tige rigide quelconque, et vous tordrez jusqu'à ce que l'hémorrhagie s'arrête.

Pour maintenir en place, vous glisserez sous le lien l'extrémité de la tige pour empêcher que la détorsion ne puisse se faire.

Il est préférable, pour hâter la compression de l'artère, de mettre sur son trajet un mouchoir plié ou même une pierre, un morceau de bois bien enveloppé.

On peut encore employer comme compresseur mécanique le *compresseur à baguettes :* il se compose de deux baguettes de bois lisses de la grosseur du pouce, et plus ou moins longues, selon qu'il s'agit de comprimer l'artère principale du bras ou de la cuisse.

On fixe ces deux morceaux de bois, ainsi que je vais vous le montrer, avec deux mouchoirs, de la corde, voire même avec des tiges flexibles de saule ou d'autres arbres.

Pour toutes les artères, lorsqu'on trouve bien leur trajet, un compresseur excellent est un simple bouchon bien placé, sur lequel on serre vigoureusement un mouchoir plié en cravate.

Pour les artères de l'avant-bras en particulier, le professeur Farabeuf recommande beaucoup ce procédé : couper *un bouchon en deux moitiés*, dans le sens de sa hauteur ; mettre chaque moitié par sa face ronde sur le trajet de la radiale et de la cubitale, et serrer fortement.

Ainsi l'on arrête les hémorrhagies souvent très graves de la paume de la main, hémorrhagies assez fréquentes dans le travail ou par chute avec une bouteille, surtout chez les enfants.

Mais retenez bien que dans une semblable hémorrhagie, il *faut comprimer les deux artères* de l'avant-bras : elles se réunissent, en effet, pour former des arcades, et si ces arcades sont blessées, le sang venant aussi bien de la radiale que de la cubitale, ne cessera pas de couler, si l'on ne fait la compression que sur une seule de ces artères.

Des moyens adjuvants pour arrêter les hémorrhagies, ne retenez que l'*élévation du membre*. Vous mettrez donc le membre dans cette position pour appliquer *votre tamponnement*.

Dans les hémorrhagies veineuses, au contraire, *vous abaisserez le membre* et vous comprimerez *au-dessous de la plaie*. Quelquefois même si vous avez les moyens de le faire aseptiquement (ouate hydrophile, gazes antiseptiques), vous pourrez comprimer directement dans la plaie; les hémorrhagies veineuses, en effet, sont loin d'être aussi graves que les hémorrhagies artérielles ou alors elles ne vont pas sans elles. Les plus effrayantes, occasionnées par des ruptures variqueuses, cèdent à ce tamponnement.

Mais sachez bien que ce que vous ferez ne sera que provisoire; ce n'est point là, pas plus que pour les fractures, un appareil définitif que vous devez savoir poser, mais un pansement préventif d'accidents immédiats.

Si vous laissiez en place la bande élastique, le garrot ou la cravate de Mayor, vous ameneriez la gangrène du membre, dont l'extrémité n'est plus nourrie, aussi sûrement que vous auriez arrêté le sang.

Ce sera, je vous le répète, le rôle du médecin de rechercher le ou les bouts coupés de l'artère et de les lier selon toutes les règles de la chirurgie antiseptique, après quoi il pansera et fermera la plaie, s'il y a lieu.

S'il vous fallait conduire le blessé vers les secours, et ce serait encore le mieux, vous devriez alors éviter la syncope en le mettant, (vous devez vous en souvenir), tout de son long, la tête basse, l'empêcher de se remuer, même de se soulever, lui fournir des boissons abondantes et toniques.

Si la syncope survenait en même temps que la blessure ou aussitôt après, n'oubliez pas que vous devez d'abord arrêter l'hémorrhagie et ne vous préoccuper qu'ensuite de la syncope.

Une hémorrhagie fréquente, le plus souvent peu grave, est l'hémorrhagie nasale; elle s'arrête ordinairement par un lavage des fosses nasales, une aspiration d'*eau très chaude* ou encore additionnée d'antipyrine. Si malgré cela, l'hémorrhagie continuait, il faudrait tamponner les fosses nasales avec de petits tampons d'ouate hydrophile trempés dans une solution antiseptique faible et poussés le plus loin possible, de préférence avec une pince un peu longue.

Pour les crachements et les vomissements de sang, l'on devra ne donner au malade que des boissons glacées, de petits morceaux de glace à sucer, et si l'on a la boîte de secours, lui injecter, à l'aide de la seringue de Pravas (l'aiguille préalablement flambée), quelques gouttes de la solution d'Ergotine.

CINQUIÈME CONFÉRENCE

Messieurs,

Je vais vous parler cette fois *du panse-ment des plaies légères ou graves.*

Graves elles s'accompagnent ordinaire-ment d'hémorrhagies ou de fractures; vous savez comment venir à bout des unes et immobiliser les autres, nous n'aurons donc en vue aujourd'hui que le *pansement* pro-prement dit *des plaies.*

Je veux vous répéter encore ce que je vous disais la première fois à propos de la syncope : *En présence d'un malade ou d'un blessé, il faut d'abord s'efforcer de ne pas lui nuire.*

Or, la plupart du temps, des empressés, qui sont des fâcheux, font un tort considéra-ble aux blessés, soit en maniant leurs plaies avec leurs doigts ou avec des onguents aussi dangereux que bizarres, soit en leur conseil-lant des remèdes plus ou moins quelconques.

En présence d'une plaie grave ou légère,

mettez (pour employer une expression du
Dr Ramonat) *vos mains derrière le dos,*
pour ne pas être tenté de toucher, et *regar-*
dez d'abord. Si vous faisiez faire à un membre fracturé des mouvements, à tort et à
travers, votre blessé sentirait que vous lui
faites mal et vous crierait de cesser, tandis
que, lorsqu'il s'agit d'une plaie, votre blessé
ne sentirait pas de douleurs bien vives au
contact de vos mains, et cependant le tort
que vous lui feriez serait beaucoup plus con-
sidérable.

En effet, ce qui fait généralement *la gra-*
vité d'une plaie, même légère d'apparence,
c'est qu'elle peut s'infecter.

Nous appelons *infection,* l'apport dans
cette plaie de *microorganismes,* dont je ne
vous dirai pas les noms, mais *qui peuvent*
amener la suppuration, dont la guérison à
longue échéance et souvent des accidents
plus graves, tels que les *phlegmons,* la *gan-*
grène gazeuse nécessitant des opérations
chirurgicales très sérieuses, quelquefois
même *la mort,* et cela peut arriver à la suite
d'une plaie ayant été en contact avec le sol,
s'étant produite dans la rue ou à la campa-

gne. Je veux parler de la possibilité *du tétanos*.

Donc retenez bien ceci : *toutes les plaies légères ou graves sont infectées*, car toujours des microorganismes ont pénétré par les bords, soit parce que ces microorganismes étaient à la surface de l'épiderme, soit parce que la plaie s'est souillée au contact du sol, des vêtements, du corps qui a produit la blessure. *Il faut donc toujours les désinfecter sérieusement*, et, pour ce, faire commencer naturellement par ne pas les infecter davantage.

Première recommandation : Ne jamais toucher directement une plaie, ou dans ce cas ne le faire qu'avec les mains excessivement propres.

Mais nous appelons mains excessivement propres, « *mains aseptiques* », les mains qui non seulement ont été savonnées et brossées pendant au moins cinq minutes dans de l'eau très pure, tiède de préférence (les ongles coupés ras, bien brossés et curés), puis trempées dans des solutions diverses, soit de permanganate de potasse qui les teint en brun foncé, puis de bisulfate de soude qui enlève cette coloration en blanchissant l'épiderme (cette désinfection étant obligatoire, si l'on a touché auparavant quelque chose d'infecté), mais encore lavées à l'alcool fort et brossées énergiquement ; enfin, immergées et brossées longtemps dans une solution de bichlorure de mercure ou sublimé corrosif !

Et après cela vous aurez, pour un instant, *les mains aseptiques*, et si vous voulez les conserver ainsi, il faut *d'abord ne* rien toucher que de parfaitement *aseptique*, et aussi vous les passer souvent dans la solution de bichlorure de mercure.

L'essuie-main, bien entendu, n'existe pas en antisepsie !

Vous ne vous étonnerez plus maintenant lorsqu'un médecin vous dira : « Ne touchez pas, vous avez les mains sales », même lorsque vous viendrez de bien vous les savonner et de vous les essuyer consciencieusement.

Et ne croyez pas que tous ces lavages et brossages soient des cérémonies inventées à plaisir pour étonner la galerie. On pourrait le croire au premier abord, et cela fait peut-être du tort à cette *admirable méthode,* qui est *l'antisepsie,* près des gens qui ne raisonnent point.

Mais qu'ils pensent qu'avec *des mains aseptiques,* avec des instruments aseptiques, on peut leur ouvrir le ventre, sortir et devider leurs intestins, les recoudre, s'ils en ont besoin; leur ouvrir la poitrine, voire même le crâne, et qu'après cela ils n'auront pas le plus petit train de fièvre ni le moindre malaise qu'ils auraient seulement pour un clou, pour un panari traité par les cataplasmes.

Je m'emballe là peut-être un peu loin de notre sujet, je m'écarte peut-être de la simplicité que je veux y mettre, mais je tiens à vous bien persuader des *progrès énormes* réalisés dans *les opérations chirurgicales et le pansement des plaies par la méthode antiseptique,* don de chirurgiens éminents, mais due aux découvertes de PASTEUR, vous le savez.

Donc, ne touchez jamais aux plaies directement, car vous n'aurez jamais, ou bien rarement alors, les *doigts aseptiques.*

Mais, c'est bien entendu, vous ne mettrez pas les doigts directement dans les plaies

cela est très bien, car vous n'infecterez pas
ces plaies, si elles ne le sont pas encore, ou
ne les infecterez pas davantage, si elles le
sont déjà; mais si, et je vous le répète, ce
sera presque toujours ainsi, elles sont *déjà
infectées, il faudra les désinfecter et les
panser avec des substances antiseptiques*;
voilà la deuxième recommandation.

Il vous faut d'abord savoir que *si ces solutions* ou *ces substances sont antiseptiques,*
tuent les microorganismes, c'est qu'*elles sont
des poisons,* et qu'il ne faut pas les faire ingé-
rer; qu'en un mot, *tout ce qui est antiseptique
dans les pansements ne doit être utilisé que
pour l'usage externe*.

Vous savez déjà *ne pas nuire*, vous allez
apprendre *maintenant à être utiles*.

Toute plaie, je vous l'ai dit et répété,
peut *être considérée comme infectée par des
microorganismes*. et le plus ordinairement
elle est aussi souillée par des corps étrangers
plus grossiers, plus visibles : éclats de bois,
de pierre, terre, lambeaux de vêtements,
etc.; le moindre que pourront causer tous
ces corps étrangers, aussi bien les invisibles
que les très visibles, c'est de faire suppurer

indéfiniment la plaie, de produire des cicatrices vicieuses, ou bien, le pus fusant plus loin, d'amener des phlegmons, qui, diffus, sont très graves, ou même de causer la mort du blessé, soit à la suite de la suppuration, soit par la pénétration de bacilles spéciaux, en particulier celui du *tétanos*.

Vous connaissez de nom cette terrible maladie qui enlève un homme en quatre ou cinq jours, après des souffrances épouvantables. Or, ces accidents peuvent se produire même avec une plaie insignifiante qui a été en contact avec le sol, si elle n'a pas été parfaitement désinfectée.

Comment donc allez vous faire pour désinfecter cette plaie et pour la panser avant l'arrivée du médecin, ou sans lui, si elle est peu sérieuse ?

On le fait ordinairement sans lui pour les plaies insignifiantes, mais on le fait généralement mal, et l'on va ensuite le consulter lorsqu'il y a eu suppuration, abcès, et qu'on a perdu du temps !

Il faut donc savoir le faire bien.

Naturellement, il faut que vous ayez quelques ressources, car vous n'improviserez pas

un liquide antiseptique comme vous impro-
visiez un appareil à fracture, et vous ne ferez
pas un bon pansement aussi facilement que
vous trouviez les moyens d'arrêter une hémorrhagie.

D'abord, il faut de l'eau pour le lavage,
le premier lavage qui doit être aussi large
que possible pour enlever toutes les grosses
souillures; mais si vous n'avez pas une eau
très propre, très pure, il vaut mieux être
moins large. L'eau était jadis le premier
et presque le seul pansement; nous avons
mieux ou plutôt nous avons rendue cette
eau meilleure. Si vous le pouvez, *vous la
ferez bouillir* (notre boîte de secours contient à cet effet une lampe à alcool et un
récipient); si vous n'en avez pas les moyens,
vous vous en servirez en y ajoutant *un antiseptique;* le plus commode, le plus simple,
à avoir toujours sur soi ou chez soi, c'est, à
mon avis, le *sublimé corrosif,* le *bichlorure
de mercure.*

En effet, soit en paquets, soit en papier,
soit en pastilles, il est d'un très petit volume,
et je vous le recommande tout particulière-

ment, car il a encore le grand mérite d'être très bon marché.

Les paquets de sublimé que peuvent ordonner les sages-femmes, grâce au professeur Tarnier, contiennent *0 gr. 25 cent. de sublimé, 1 gr. d'acide tartrique pour favoriser la dissolution, et un peu de carmin, d'indigo pour la colorer.* Ces paquets peuvent servir à faire une solution forte ou une solution faible; *pour avoir* la solution forte, analogue à *la liqueur de Van Swieten,* on mettra un paquet dans un quart de litre d'eau; *pour avoir une solution étendue, un paquet dans un litre d'eau.* Avec cela je vous réponds que vous ferez de la bonne besogne et que vous n'aurez pas besoin de connaître tous les antiseptiques nouveaux, à noms pompeux, que l'industrie des produits chimiques cherche tous les jours à lancer.

Le papier au sublimé est aussi très commode, il porte ordinairement son dosage et le mot poison en lettres rouges, qui donnent à la solution une légère coloration.

Vous aurez donc toujours chez vous, dans un tiroir au sec et aussi dans votre portefeuille un ou deux de ces paquets qui vous serviront pour vous ou pour les autres, je vous le promets.

Mais l'*eau phéniquée,* me direz-vous, nous ne connaissions qu'elle, nous n'entendions parler que d'elle comme liquide antiseptique : l'*eau phéniquée est parfaite, trop parfaite même,* car je crains toujours entre les mains des malades de lui voir dépasser le but, et je l'ai vu souvent hélas : il en résulte une brûlure et quelquefois même la gangrène de la plaie. Laissez donc l'eau phéniquée aux médecins, ils feront de la bonne besogne avec elle mais ne la laisseront point trop longtemps au contact de la plaie comme vous seriez tenté de le faire, pour faire trop bien : « le mieux est l'ennemi du bien. »

En résumé, très bonne pour bien désinfecter une plaie, l'eau phéniquée est dangereuse en pansements.

Vous en trouverez une petite bouteille dans la boîte de secours, alors que vous en trouverez une grande de solution au sublimé (0,25 cent. pour 1 litre eau bouillie) et aussi une grande d'*eau boriquée.*

Voilà encore un antiseptique que je vous

permets largement, vous pourrez surtout vous en servir pour les plaies de la figure, de la bouche, des yeux, où le sublimé serait quelquefois un peu rude (en solution forte au moins). Vous pourrez faire gargariser vos blessés avec cette solution, mais elle est faiblement antiseptique : Vous la ferez avec 40 gr. d'acide borique dans un litre *d'eau bouillie*.

Votre plaie est maintenant bien lavée et, le mieux que vous aurez pu, *désinfectée : Comment allez-vous la conserver ainsi aseptisée*, comment allez-vous empêcher les microorganismes de revenir à sa surface ?

Alphonse Guérin avait trouvé le moyen de le faire avant le pansement antiseptique par *un pansement ouaté*, et ce lui est un grand titre de gloire, d'avoir ainsi, en 1870, sauvé la vie de nombreux blessés.

Si vous n'avez rien sous la main, prenez des mouchoirs revenant du blanchissage : des linges revenant de la lessive en ayant soin de les prendre au milieu de la pile où ils ont été conservés plus aseptiques, trempez-les dans la solution de sublimé, puis recouvrez-en la plaie et mettez-en d'autres

par dessus pour bien la protéger de l'air et
des contacts ; *mais vous devriez avoir
presque toujours, au moins à l'atelier, au
moins en promenade ou en travail à la
campagne,* lorsque vous êtes loin de tout
prompt secours utile, avoir. dis-je, sur *vous
ou près de vous de quoi faire bien un premier pansement.*

La trousse de pansement individuel que
j'ai fait établir pour les Hospitaliers Sauveteurs Bretons s'inspire beaucoup de celle
jadis offerte aux cyclistes par mon maître,
le docteur Ramonat, trousse qu'il est maintenant impossible de se procurer dans le
commerce.

Nous avons donc mis à la disposition de
tous cette trousse très pratique, d'un petit
volume, d'une conservation facile et contenant tout ce qu'il faut pour faire un excellent premier pansement selon les règles
modernes de l'antisepsie.

Elle contient sous enveloppe de métal :

1° Un petit paquet d'ouate au sublimé ;

2° Deux paquets de sublimé de 0,25 cen-
tigrammes chacun.

Avec cette ouate et ces paquets, on peut

donc faire (le mode d'emploi au dos du couvercle l'indique d'ailleurs) un excellent lavage antiseptique.

Pour panser ensuite la plaie, si elle est de peu d'importance, on trouvera :

3° Un flacon de collodion iodoformé dont il suffira d'étendre une légère couche avec au besoin un léger nuage d'ouate.

Si au contraire la plaie est plus sérieuse et qu'il soit nécessaire de faire un premier pansement humide ;

4° *Le paquet de pansement antiseptique en donnera les moyens.*

On y trouvera une compresse de tarlatane qu'on appliquera directement sur la plaie et qu'on recouvrira du taffetas gommé, puis, par dessus, on étalera bien la couche d'ouate hydrophile pour empêcher la pénétration d'un air chargé des principes dangereux pour la plaie, et enfin on fixera le tout à l'aide de la bande de tarlatane qu'on fera bien de rouler d'abord et d'humecter légèrement, car en séchant, elle fera un tout bien solide et bien aseptique.

Vous ne toucherez jamais directement la plaie avec vos doigts, c'est entendu, mais

avec des tampons d'ouate imbibés de la solution de sublimé et qui ne devront jamais
faire deux fois le voyage de la solution à la
plaie, vous les jetterez aussitôt qu'ils auront
été en contact avec cette plaie.

Si vous êtes bien sûr de la propreté méti-
culeuse de l'*asepsie* avec laquelle vous avez
fait ce premier pansement, vous *pourrez le
laisser en place jusqu'au lendemain*; si
non, vous devez vous procurer de suite les
moyens de le refaire mieux, puis aller chez
le médecin dès que vous le pourrez, pour
qu'il examine la plaie, voie si elle a besoin
d'être suturée, c'est-à-dire recousue, et
prenne la direction du traitement.

*Une plaie importante doit, en effet, après
avoir été soigneusement désinfectée*, là est
le gros point, *être fermée à l'aide d'un ou
de plusieurs points de suture :* mais cette
suture ne doit pas être faite trop à la hâte;
c'est pourquoi j'ai supprimé l'aiguille à
suturer et les crins de la boîte de premiers
secours, car si la désinfection a été trop ru-
dimentaire, on fait plus de mal que de bien
et on renferme le loup dans la bergerie, les
microorganismes dans les tissus..., d'où

suppuration, non cicatrisation de la plaie et obligation de faire sauter, de couper ces sutures faites trop précipitamment.

Vous devrez, je vous le répète, avoir toujours sur vous cette trousse peu encombrante. Vous trouverez à en remplacer le contenu dans la grande boîte de secours qui contient une douzaine de paquets d'ouate et de pansements individuels, mais vous trouverez aussi dans cette boîte les moyens de faire de bons pansements sans avoir recours à vos trousses.

Pour les pansements humides, les seuls que je vous aie encore appris à faire : vous trouverez dans la grande boîte de premiers secours de l'*ouate hydrophile* en gros et en moyens paquets. Commencez toujours par les plus petits : en effet, un paquet une fois ouvert doit être remplacé, car une seconde fois il ne serait plus aseptique, à moins qu'il n'ait été conservé bien à l'abri de l'air. Vous ferez donc, avec cette ouate blanche qui s'imbibe si facilement, de petits tampons pour laver les plaies, puis des compresses que vous recouvrirez de taffetas gommé (dont vous trouverez également un grand morceau), vous mettrez de l'ouate ordinaire (par gros paquets dans la boîte) par dessus pour protéger encore mieux de l'air extérieur, puis une des bandes de tarlatane (il y en a six grandes) que vous humecterez comme je vous l'ai dit.

Vous avez donc dans la boîte de premiers secours et même dans celle de secours aux noyés les moyens de faire plus de vingt pansements humides.

Mais toutes les plaies ne nécessitent pas des pansements humides et lorsqu'elles seront très légères et en particulier à la tête, après avoir bien désinfecté, vous aurez raison de ne pas entourer le crâne du blessé dn nombreux tours de bande et de faire *un excellent pansement,* cependant, *avec un nuage d'ouate sur lequel vous étendrez largement du collodion, de préférence iodoformé.* Ce collodion en séchant formera une croûte très adhérente qui empêchera absolument l'arrivée de l'air sur la plaie.

Vous trouverez du collodion iodoformé dans une des cases du compartiment de notre boîte des premiers secours et aussi, je vous l'ai déjà dit, dans notre trousse de pansement.

Ceci amène à parler du *pansement sec*, du pansement à demeure : en effet, le pansement humide est plutôt un pansement provisoire qu'il faut refaire tous les jours, tandis que si l'on est bien sûr de sa première désinfection, on pourra faire *un pansement sec* et laisser celui-ci à demeure, sans y toucher pendant plusieurs jours, *c'est le pansement rare* que ne comprennent pas les blessés qui voudraient chaque jour revoir leur plaie, sans se douter qu'elle guérira d'autant plus vite qu'elle restera ainsi bien à l'abri de l'air. Ce pansement sec, ce pansement rare pourra en effet être laissé en place tant que le blessé ne souffrira pas. Si les douleurs, les élancements, apparaissaient du côté de la plaie, cela voudrait dire, en effet, que la désinfection première n'aurait pas été assez complète et qu'il y aurait suppuration, il faudrait donc défaire le pansement, redésinfecter à fond et panser à nouveau .

Le pansement sec se fait, après la désinfection première, avec des poudres, des gazes antiseptiques, de l'ouate hydrophile, de l'ouate ordinaire et quelques tours de bandes de tarlatane.

Vous trouverez toutes ces substances dans la boîte des premiers secours contenues soit dans les flacons du compartiment que je vous présente, soit les poudres antiseptiques fixées au couvercle (gaze iodoformée), soit déposées dans le fond (ouate hydrophile, ouate ordinaire, bandes de tarlatane).

La première, la *poudre d'iodoforme*, est jaune, d'odeur âcre et repoussante ; c'est un des meilleurs antiseptiques, il ne faut pas néanmoins en abuser, car certains épidermes ne s'en accommodent point, pas plus que de sa voisine, blanche et d'odeur agréable, *la poudre de salol*. Pour ces épidermes délicats, vous vous contenterez de la *poudre d'acide borique* blanche et sans odeur que voici.

A l'aide de ces petites cuillers fixées dans le bouchon des flacons, vous en déposerez par petites secousses une très légère couche sur la plaie, mettrez par dessus un peu de *gaze iodoformée* ou *salolée*, une couche d'ouate hydrophile, une bonne couche d'ouate ordinaire faisant un gros matelas protecteur et enfin une bande de tarlatane bien humectée : et ainsi fait, *votre pansement pourra,* je vous le répète, *rester en place 6 à 8 jours si le blessé ne souffre pas.*

Vous savez donc maintenant panser toutes les plaies légères ou graves. Vous vous souviendrez surtout des principes : *Ne toucher que le moins possible,* avec des mains aseptiques toujours ; *laver avec des liquides antiseptiques, panser avec des liquides ou des substances antiseptiques.* Avec ces seuls préceptes vous ferez toujours de la bonne besogne.

Pour les brûlures ou les gelures très larges, vous agirez de même pour le premier lavage en ayant bien soin de ne jamais enlever l'épiderme (surtout en enlevant les vêtements), il vous suffira de le percer (avec des ciseaux flambés) en un point déclive pour faire écouler la sérosité, puis vous panserez *avec de l'ouate hydrophile* trempée dans la *solution jaune d'acide picrique* que contient l'un des flacons de notre boîte.

Pour les piqûres d'insectes, il faut tâcher

avec un instrument bien flambé de faire sortir l'aiguillon s'il est resté, puis panser antiseptiquement.

Pour les morsures de serpents, faire une désinfection très sérieuse du point touché, au besoin arrêter la circulation en retour (veineuse) du membre et pratiquer la succion, mais si le serpent était très venimeux, de même que pour les plaies dont on pourra craindre l'invasion par le bacille du tétanos, il faudra de suite recourir aux sérums spéciaux (antivenimeux de Calmettes), (antitétanique de Roux et Yersin) avec ces sérums seuls on sera à l'abri des accidents si graves produits par le venin des serpents ou la toxine du bacile du tétanos.

Pour les morsures, même désinfection première et songer à la possibilité de la rage après les morsures de chiens et du tétanos après les morsures de chevaux, toujours très graves

Votre sac de secours contient comme la boîte de premiers secours et celle de secours aux noyés toutes ces substances antiseptiques; il est seulement plus facilement transportable.

Nous donnerons d'ailleurs la nomenclature complète du contenu de ces boîtes et du sac à la fin de nos conférences.

———————

SIXIÈME CONFÉRENCE

Des Empoisonnements.

L'absorption de poisons, d'acides, de fruits vénéneux, soit par erreur, soit volontairement, amène des accidents très graves contre lesquels vous devez tous savoir lutter immédiatement en attendant les secours plus éclairés du médecin. Le plus pressé, lorsqu'on se trouve en présence d'une personne qui se plaint de fortes coliques et a des vomissements très abondants, *c'est de savoir ce qui s'est passé :* s'il y a eu véritablement absorption d'un produit dangereux et si cette absorption d'un poison est le résultat d'une erreur ou d'une tentative de suicide.

Il faut se rendre compte rapidement, car la personne empoisonnée peut être sans connaissance de ce qui a pu être absorbé, en examinant tout ce qui se trouve à portée de la main : remèdes, paquets, bouteilles, bols, etc., ou, si c'est à la campagne, quelles plantes vénéneuses se trouvent à proximité.

Après cela, on examinera, par la vue et par l'odorat, les vomissements, enfin, après avoir couché, bien allongée, la victime, on l'examinera elle-même et on mettra en actions tous les moyens pour la tirer de ce mauvais pas.

L'odeur des vomissements pourra déceler l'empoisonnement par le *Laudanum*, *le safran, les acides, les cyanures* (amandes amères), *l'eau de Javel*.

La couleur bleue appartient *aux sels de cuivre, rouge et violet aux couleurs d'aniline, rouge sang* à des *liquides colorés* ou à du sang lui-même comme il arrive après l'absorption de tous *les acides très caustiques, la couleur brune* est spéciale au *laudanum*, au *phosphore* et au *permanganate de potasse.*

Dans les vomissements, on pourra retrouver encore les substances absorbées (viandes, poissons, conserves), dans l'empoisonnement par les *ptomaïnes; des graines,* dans l'empoisonnement par les plantes et en particulier les solanacées (famille de la pomme de terre, du tabac).

Le pouls pourra être très ralenti ; l'aspect du visage plus ou moins rouge, vultueux ou pâle avec des sueurs abondantes, *la pupille* (noir de l'œil) sera *tantôt élargie* (empoisonnement par la belladone), tantôt, *au contraire*, *rétrécie* (empoisonnement par les champignons).

Le malade se plaindra *de coliques vio-lentes* le plus souvent et surtout si l'empoisonnement a eu lieu par une substance un peu acide, de *chaleur cuisante dans la bouche* et *la gorge*.

Il pourra avoir une toux très vive et des accès d'étouffements, la voix faible, quelquefois même complètement couverte.

Dans tous ces cas, votre première règle de conduite devra être de faire *immédiatement vomir très abondamment*, et pour cela vous enverrez chercher *1 gr. à 1 gr. 50 de poudre d'ipeca* que vous donnerez en une seule fois dans un peu d'eau ; mais en attendant, surtout si c'est chez un enfant, prenez-le sous le bras, la tête basse, et mettez-lui énergiquement deux doigts dans le fond de

la bouche : puis, *pour faciliter les vomissements*, donnez à boire abondamment, de
l'eau, beaucoup d'eau ; mettez-y, si vous
pouvez, des blancs d'œufs, un peu de vinaigre, du jus de citron ; donnez des tisanes, de
l'huile (sauf dans l'empoisonnement par le
phosphore), tout ce qu peut être rapidement
à votre portée, de *la magnésie,* si c'est un
acide qui a été absorbé.

*Favorisez l'élimination par tous les
moyens* et donnez en même temps des lavements de 400 grammes d'eau tiède et 40 à
50 grammes de sulfate de soude ou 100 grammes d'huile ou de glycérine, pour que l'élimination se fasse aussi rapidement par en
bas.

Mais il faut aussi, souvent, réchauffer le
malade et c'est pour cela qu'après l'avoir
couché, bien allongé, vous le frictionnerez
avec des linges rudes, des gants de crin et
l'entourerez de bouillottes, de briques, de
couvertures chaudes.

En présence d'un intoxiqué par l'alcool,
d'une intoxication à l'état aigu qui peut
aller jusqu'à la perte absolue de connaissance, il faut aussi exciter les vomissements

et quelquefois stimuler par des inhalations d'ammoniaque ou même l'absorption dans un peu d'eau de 15 à 20 gouttes de ce liquide.

Dans les empoisonnements par les viandes gâtées, empoisonnements quelquefois très graves et qui prennent surtout dans l'armée la forme de véritables épidémies, il faut après avoir provoqué les vomissements favoriser en plus l'évacuation des ptomaïnes *par des lavements* et *par un purgatif très énergique*, le calomel à la vapeur est parfait dans ces cas, car il est à la fois un purgatif et un désinfectant.

Pendant quelques jours on favorisera encore l'élimination par un régime très doux, très aqueux et le régime lacté absolu, *du lait et rien que du lait* doit avoir toutes nos préférences avec quelques excitants s'il est besoin.

Dans les cas de coliques très violentes produites plutôt par le froid que par un empoisonnement léger on peut avoir recours aux grands cataplasmes de farine de lin sur lesquels on versera 15 à 20 gouttes de laudanum.

Chez la femme même les petits lavements

de 100 grammes d'eau tiède avec 20 gouttes de laudanum font merveille.

L'absorption de 15 à 20 gouttes d'*Elixir parégorique* dans un peu d'eau sucrée, est aussi un remède parfait qu'on ne saurait trop recommander.

Vous trouverez dans la boîte de premiers secours des paquets d'Ipeca pour faire vomir, et aussi un flacon d'Elixir parégorique pour calmer les coliques violentes.

SEPTIÈME CONFÉRENCE

Messieurs,

Nous allons aujourd'hui passer rapidement en revue ce que je vous ai déjà dit dans nos précédentes causeries, et cela à propos de l'*examen* et du *relèvement des blessés* ; je vous parlerai en terminant des différents modes de transport dont vous pourrez vous servir.

Lorsqu'un accident s'est produit et *qu'un blessé gît à terre, votre premier soin* doit être de le mettre dans une position convenable, c'est-à-dire, vous vous en souvenez, *sur le dos, bien allongé, la tête aussi basse que les pieds sinon plus.*

Ceci fait, c'est déjà un grand point et vous pouvez croiser vos bras. (Vous savez pourquoi, n'est-ce pas ? D'abord ne pas nuire!!) et *réfléchir*.

Oh, il ne faudra pas réfléchir pendant deux heures mais *vite et bien ;* cela se peut

Votre blessé gît inerte, sans plaie apparente, sans hémorrhagie:

Occupez-vous vite de le faire revenir de sa *syncope* (1).

Votre blessé gît inerte, mais saigne abondamment :

Occupez-vous d'abord *d'arrêter son hémorrhagie* (2), *puis ensuite de sa syncope.*

Votre blessé n'a pas eu de syncope, mais *présente une plaie :*

Préparez le pansement et faites-le antiseptiquement (3).

Votre blessé essaie de se relever, mais se plaint beaucoup d'un membre : faites-le tenir tranquille et *examinez-le posément pour voir s'il y a entorse, luxation ou fracture.*

L'examen extérieur vous dira d'abord à peu près où siège la blessure ; les vêtements seront là, en effet, souillés déchiquetés.

---

(1) Voir page 12.
(2) Voir page 46.
(3) Voir page 66.

Le blessé vous indiquera, de plus, l'endroit douloureux, et alors vous irez prudemment à la découverte, soit en déboutonnant, soit en décousant, soit en coupant ses vêtements.

Vous ne déshabillerez jamais complètement, au moins sur la grand'route, n'est-ce pas ? Et vous vous souviendrez bien qu'il faut toujours *découvrir le membre sain le premier*, cela se comprend facilement, et *déshabiller posément sans brusquerie, sans précipitation, sans secousses.*

La syncope est passée, l'hémorrhagie tarie, la plaie pansée, la fracture immobilisée (1), le membre luxé dans une écharpe (2) : *il s'agit maintenant de relever votre blessé et de le transporter.*

Pour les petits blessés, c'est-à-dire pour ceux qui se sentent seulement un peu faibles, mais qui peuvent marcher vous pourrez les aider de différentes façons.

D'abord ils pourront marcher appuyés

---

(1) Voir page 22.
(2) Voir page 35.

sur un bâton ou légèrement soutenus par vous.

2° *Ils pourront marcher, soutenus plus énergiquement par vous,* soit que vous leur ayez passé, ainsi, votre bras sous l'ais-selle, soit qu'au contraire, si vous êtes plus petit, vous ayez passé leur bras par-dessus votre cou. (Naturellement du côté opposé au membre blessé).

3° *Ils pourront marcher, soutenus encore plus solidement par deux aides,* soit sous les aisselles, comme tout à l'heure, soit en mettant les deux bras du blessé, écartés autour du cou des aides.

Mais supposons le cas où votre blessé ne pourra pas marcher, même soutenu, où il sera ce que nous appelons un grand blessé.

Il faudra donc le porter.

Vous pourrez le faire seul, soit en le chargeant sur votre dos, à califourchon. (Vous mettrez un genou en terre, et le blessé vous tenant par les épaules, vous vous relèverez en vous aidant d'un bâton ou du tronc d'un arbre.)

Vous pourrez encore le porter à bras, en

enfant, dirais-je. un bras autour de la poitrine, un sous les genoux.

Si vous êtes deux, cela vous sera plus facile et moins fatigant de vous unir pour l'emporter.

Vous pourrez le faire asseoir sur vos poignets entrecroisés ; sur un lien tenu par deux mains seulement, les deux autres le soutenant en arrière, le blessé s'appuyant sur vos épaules.

Vous pourrez le transporter horizontalement, l'un le tenant par derrière sous les aisselles, l'autre en avant tenant une jambe d'un côté, une autre de l'autre.

Si vous êtes trois et cela sera surtout utile s'il y a fracture d'un membre inférieur : deux soutiendront le blessé assis et un troisième sera chargé de porter d'une seule pièce les membres inférieurs.

On peut aussi ramener et transporter à quatre ou cinq, mais à moins que le blessé ne soit très lourd, cela ne fait que compliquer la manœuvre et souffrir le blessé.

Lorsqu'on relève un blessé à plusieurs, on doit le faire *avec calme et ensemble,* et l'un des porteurs fera bien de donner aux

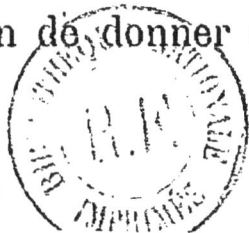

autres *le signal pour lever de terre* surtout
et *pour marcher*.

·Si un brancard est à peu de distance
portez-le ainsi jusque-là, sinon procurez
vous en un, ou improvisez-le ; car même à
trois ou quatre, vous vous fatigueriez bien
vite à transporter ainsi et vous fatigueriez
encore bien plus le blessé.

Vous savez tous ce qu'est un brancard ?

Le plus simple et le meilleur est constitué
par deux hampes de 2 m. 25 de long, tenues
écartées par deux traverses et munies de
4 pieds : voilà le squelette.

Une toile clouée ou accrochée solidement
entre les hampes et deux bretelles, voilà
pour le compléter, et vous voyez que ce
n'est pas difficile à imaginer.

*Si vous n'avez pas de brancard sous la
main,* et il est regrettable que cela n'arrive
que trop souvent, *vous devrez l'improviser*.

Deux hampes solides pourront être cons-
tituées par de *bons échalas,* de *longues
branches ;* vous les maintiendrez écartées à
la largeur voulue par des planchettes tail-
lées ou d'autres branches. (Et il le faut absolument, car sous le poids du blessé votre

oile formerait poche, et cela serait insup-
portable pour le malade et fatigant aussi
pour les porteurs.)

La toile du brancard : ce sera un sac,
un tapis, un paillasson, une bâche, un filet
solide, une couverture. Une civière à four-
rages bien lavée et bien recouverte de paille
naturellement, *une échelle, une porte,* des
coussins de voitures pourront remplacer le
brancard,

*Comment mettrez-vous le blessé sur un
brancard ?*

Si vous êtes trois : deux soulèveront
doucement le blessé et le troisième glissera
le brancard par dessous.

Si vous n'êtes que deux, vous mettrez le
brancard tout près, et ayant soulevé le blessé,
l'étendrez dessus avec précaution.

*Laissez-le dans la position horizontale
pour le transport,* cela ne lui fera jamais
de mal. Tandis que si vous souleviez sa tête
et son buste mal à propos, cela ne serait pas
sans danger.

Comment l'emporterez-vous ?
Cela nous amène à la théorie du brancar-

dier et nous allons l'exposer le plus simplement possible.

Nous avons pu trouver un brancard et nous sommes en nombre. 4 d'entre nous s'étant placés en deux rangées se numérotent : $\frac{2\ 4}{1\ 3}$. Au commandement de *en position !* le n° 2 fait deux pas à droite, le n° 4, un pas à droite et recule de trois pas en arrière, le n° 1 saisit le brancard, fait demi-tour et envoie les poignées postérieures du brancard (côté des pieds) au n° 4. Le n° 3 fait un pas en arrière.

Les n°s 1 et 4 saisissent le brancard par les deux bouts, le n° 1 par l'extrémité têtière, *c'est le n° 4 qui commande.*

S'étant fendus en avant du pied droit, 1 et 4 débouclent et déroulent les bretelles puis se redressent et chacun se met la bretelle sur le cou, *c'est le premier temps.*

Dans le second temps, 1 et 4 prennent une hampe de chaque main, tournent le brancard de façon à ce que les traverses soient dirigées en dehors et à droite du n° 1 et le brancard renversé, ils fléchissent sur les deux jambes en les écartant et appuient ainsi sur leurs cuisses les poignées des hampes.

3e *temps* : 1 et 4 redressent les pieds du brancard (vers le haut, le brancard est renversé). Le n° 1 engage la partie supérieure des pieds de tête dans les angles de la têtière et place les œillets sur les boutons. 1 et 4 font ensuite tourner les traverses de dehors en dedans, les faisant ainsi basculer vers les tenons, et les fixent dans les tenons en ayant bien soin que l'écartement soit le même en avant et en arrière. (Le 2° trou sert lorsque la toile est mouillée.)

4e temps : Retourner le brancard et le poser à terre.

Le brancard est alors chargé par les n°s 2 et 3 qui déposent doucement le blessé comme nous l'avons dit, la tête du côté du n° 1 qui marchera en avant.

Je tiens beaucoup à cette position, car ainsi le n° 1 marche en s'occupant du chemin et rien que du chemin, et le n° 4 en se préoccupant du blessé et rien que du blessé. Le n° 1 l'avertit des accidents du sol, c'est lui qui est le pilote si le n° 4 est le capitaine, car ce blessé, le n° 4 l'a continuellement en face de lui, sous les yeux, et peut juger des changements de sa physionomie, des menaces de syncope ; ce qu'il ne peut véritablement pas faire lorsque le blessé a la tête de son côté et qu'il n'aperçoit que ses cheveux et sa poitrine. On n'examine bien, on ne surveille bien un blessé ou un malade que face à face, je le répète. C'est donc le n° 4 qui commandera la marche parce que ce sera lui le seul juge de l'état du blessé. D'ailleurs, les n°s 2 et 3 l'auront encore ainsi sous les yeux et pourront aussi le surveiller, tandis qu'il serait derrière eux dans la position habituelle décrite un peu partout. (Même, je le regrette, dans mon petit manuel pour les cyclistes de 1895.)

Pour lever le brancard, le n° 4 commande *attention*, puis *enlevez*. Faire avec grande précaution, on secoue toujours trop le blessé dans ce mouvement.

Pour marcher, le n° 4 commande : *en avant... marche*. Les deux brancardiers-porteurs ne doivent pas marcher au même pas, c'est-à-dire que le n° 1 partira du pied gauche et le n° 4 du pied droit. Rompre ensuite le pas serait, en effet, douloureux au blessé.

Pour changer, lorsque les porteurs 1 et 4 seront fatigués, ils déposeront le brancard à terre, puis déboiteront le n° 1 vers sa gauche, le n° 4 vers sa droite, de telle façon que, sans bousculade, 2 prendra la place de 1 et 3 la place de 4 (alors que 1 sera à la place de 3 et 4 à la place de 2.)

Dans la marche en terrain varié, il peut se rencontrer des obstacles qu'il serait trop long de tourner, des fossés, des haies, des murailles : dans ce cas, le brancardier de tête s'arrête, après avoir prévenu le n° 4, et les brancardiers 2 et 3 prennent les hampes du brancard pendant que le n° 1 franchit l'obstacle.

Lorsqu'il est en bonne position de l'autre côté, il commande : *passez,* alors que le n° 4 se rapproche des n°s 2 et 3, et ceux-ci soulevant ferme les hampes sur les côtés, font glisser en avant le brancard (si le fossé est très large, ils auront dû descendre dedans et le brancard aura dû être posé à terre), puis, lorsque le n° 1 aura bien saisi les hampes de son côté, ce sera au tour du n° 4 d'abandonner les siennes, de franchir l'obstacle et de venir reprendre sa place de l'autre côté du fossé ou de la haie, où les n°ˢ 1, 2 et 3 auront déposé le brancard à terre et l'attendront.

. *Pour monter un escalier*, les brancardiers *devront toujours monter le blessé les pieds les premiers* : ceci est très important pour lui éviter des douleurs et des complications dans les cas de fracture des membres inférieurs, et aussi pour lui éviter une syncope dans les cas de plaies graves et à hémorrhagies, c'est-à-dire toutes les fois où l'on aura surtout besoin de porter en brancard : nous ne comprenons donc pas qu'il y ait encore des théories où l'on parle de la tête élevée ! Le plan incliné, la tête basse, a fait ses preuves maintenant et est adopté pour toutes les grandes opérations.

Pour évacuer des blessés au loin, tous les moyens sont bons si l'on sait s'en servir.

Evidemment les voitures spéciales, bien suspendues, avec systèmes pour fixer les brancards, sont préférables... mais il faut les avoir.

Il est donc surtout important de savoir improviser.

. Les voitures de luxe sont les meilleures (à cause des ressorts) lorsqu'elles sont larges et qu'on peut y suspendre un ou plusieurs brancards.

Mais toutes les voitures sont bonnes lorsqu'on sait les aménager.

Ce sont naturellement des suspensions de fortune qui nous serviront et des cordes solides en feront presque tous les frais. Il faudra les fixer très sérieusement sur les côtés et, de plus, en tendre au-dessous pour soutenir les hampes et ne pas trop fatiguer les suspensions latérales.

Les modes de suspension varient suivant la grandeur, la forme des voitures, et par conséquent suivant les pays.

Si la voiture est très vaste, on pourra mettre les brancards sur deux étages et faire reposer sur une épaisse litière de paille ou de foin les brancards inférieurs. Dans les trains, il faut des appareils spéciaux, le plus souvent à cadres.

Naturellement, toutes les voitures à traction animale devront être attelées de chevaux sages et qui seront conduits au pas et en main.

Ceux d'entre vous qui ont, en 1900, fait avec nous les exercices en terrains variés, se souviennent qu'il est très facile d'aménager les grandes voitures de ferme avec quatre brancards et même les très petites voitures des laitiers des environs de Rennes pour deux brancards.

Mais de tous les modes d'évacuation, le plus doux et par conséquent le meilleur pour les blessés est sans contredit l'évacuation par les canaux. Si l'on peut trouver des chalands ou des barques (s'il y a peu de blessés), on les aménagera assez facilement. Ils iront lentement mais sûrement, sans aucun accroc et sans toutes les secousses des voies de terre ou de fer ; et pour les avoir vu employer une fois dans les grandes manœuvres spéciales dirigées par M. le médecin principal Delmas, directeur du service de santé du 10e corps d'armée, j'en ai gardé un souvenir tout à fait réconfortant surtout après une journée d'évacuation par brancards, cacolets et voitures.

Installation d'un Poste de Secours

Tout Hospitalier-Sauveteur doit savoir organiser rapidement sur le lieu d'un accident, ou à proximité, un *poste de secours*. Il facilitera ainsi la tâche du médecin, qui n'aura plus à son arrivée qu'à songer aux blessés. Mais l'installation d'un poste de secours doit être faite avec calme et sang-froid et cela n'est pas toujours chose facile au milieu des cris des blessés et de l'affollement des autres.

Nous parlerons d'abord du *poste de secours en rase campagne*, à la suite d'un accident de chemin de fer par exemple :

Ce poste de secours devra beaucoup ressembler au petit poste de bataillon sur le champ de bataille : *On l'installera* à quelque distance, une centaine de mètres, de l'endroit où il y aura le plus de blessés, *à l'ombre,* dans un endroit aplani, bien sec

et surtout pas sous un couvert d'arbres bas,
où les blessés manqueraient d'air ; le plus à
l'abri possible néanmoins s'il pleuvait.

*On y fera rapidement transporter tout
ce qui pourra servir de couchettes* aux
blessés : bottes de paille, foin, crin des
coussins qui, dans ces accidents, recouvre
quelquefois la terre tout autour. On réser-
vera plutôt les coussins de banquettes pour
apporter les blessés au porte de secours.

*On installera les blessés sur une seule
rangée* à leur arrivée, les mettant sur une
autre rangée à mesure qu'ils auront été exa-
minés, pansés et qu'ils seront bons à évacuer.

*On établira, le plus rapidement possible,
une ou deux tables à pansements* avec des
coussins, des portières, des débris qu'on
déposera sur des pierres, des fagots, de ma-
nière à pouvoir, sous la fatigue de travailler
courbé, faire de la besogne et la faire vite.

Il faut savoir commander et dans ces
occasions celui qui commande d'un ton
assuré est souvent mal obéi, à cause de l'affollement, mais toujours obéi.

La boîte de secours doit être apportée et

placée à portée de la main auprès des tables à pansements. *On fera rechercher, le plus rapidement possible, tout ce qui pourra servir à faire des pansements provisoires,* c'est-à-dire linges, pièces de linges, attelles, liens, *et l'on fera allumer du feu et chercher de l'eau* pour pouvoir, le plus vite possible. avoir sous la main de l'eau et des linges bouillis.

Le poste de secours devra être signalé dès qu'on aura commencé à relever les blessés, *il devra toujours être installé,* car sans lui les blessés seront mal pansés de ci de là, pourront être oubliés et en tout cas les sauveteurs et médecins perdront un temps précieux à courir de l'un à l'autre, sans ordre, sans méthode et se fatigueront à les panser à terre dans de mauvaises conditions.

C'est là l'installation la plus sommaire d'un poste de secours, mais dans les villes, près d'une grande assemblée, d'une catastrophe, d'un incen tie on pourra faire mieux, car on en aura plus les moyens et quelquefois plus le temps.

Il est de toute nécessité en effet que cha-

que fois qu'en un seul point se trouvent réunies plusieurs centaines ou milliers de personnes, chaque fois que se déclare un incendie, qu'il s'est produit un accident de quelque importance : éboulement, explosion, ON INSTALLE A PROXIMITÉ UN POSTE DE SECOURS.

On le choisira *dans une maison peu élevée d'étages, au fond d'une cour* si l'on peut, de façon à toujours éviter l'encombrement : les curieux sont des parasites ennuyeux et dangereux de ces lieux de premiers secours.

La cour sera surtout utile pour la réception des blessés et plus tard pour leur évacuation, car on pourra les installer bien à l'aise sans être, je le répète, gêné par les curieux.

On s'installera dans une pièce vaste, aérée, sans meubles si possible ; on enlèvera même ceux qui encombreraient et en particulier *toutes les chaises,* mais on *aura surtout besoin de tables,* de dressoirs ou de petits buffets.

Les tables : il en faut deux ou trois au moins.

Une grande au milieu qui sera la *table*

de pansement : on y étendra simplement un drap, une nappe qu'on enlèvera si l'on peut dès qu'elle sera souillée.

D'autres autour : *sur l'une la boîte de premiers secours* ou les pansements, *sur une autre des cuvettes,* beaucoup de cuvettes, de plats creux, de terrines et, sous cette table, des seaux et surtout des brocs remplis d'eau, beaucoup d'eau.

On fera empiler *sur une autre table ou sur un meuble* toute la lingerie qu'on pourra trouver, des planchettes, des liens, tout ce qui en un mot pourra servir à improviser des pansements.

Il faut voir clair, cela est très important. Si c'est *le jour,* on relèvera les rideaux, on enlèvera les tentures (si l'on a le temps), mais on évitera de soulever des poussières. Si c'est *la nuit,* on fera apporter tout ce qu'il y aura dans la maison de lampes, bougies, chandelles.

On *fera allumer du feu* et on ventilera largement avant l'arrivée des blessés. *Plusieurs matelas seront mis à terre* près de l'entrée, ou des bottes de pailles à la rigueur, et c'est là qu'on déposera les blessés à leur arrivée.

Cette installation est suffisante pour cette partie du poste de secours, que nous appellerons, si vous voulez, la salle d'opérations ou la salle de pansements, mais on doit se préoccuper des annexes.

Deux sont utiles : Dans la première, on fera bouillir de l'eau et des linges et on préparera des boissons cordiales pour les blessés, *ce sera la cuisine. Dans l'autre, on préparera un ou plusieurs lits*, les plus simples seront les mieux, pour les blessés qui ne pourraient être évacués de suite.

Car vous devrez aussi songer aux moyens d'assurer l'évacuation, pour ne pas laisser encombrer votre poste de secours qui ne doit être qu'un lieu de passage pour les petits blessés ; il faut là encore être ferme pour ne pas les laisser s'éterniser et vous faire perdre votre temps en vous encombrant.

Pour les blessés avec fractures, plaies sérieuses, vous les ferez transporter chez eux si vous avez le moyen de le faire bien, et le personnel suffisant pour les accompagner et les installer confortablement, ou vous les ferez diriger vers l'hôpital, ce qui sera le mieux dans la généralité des cas.

Pour l'évacuation, vous vous servirez des brancards qui les ont apportés ou vous en enverrez chercher. Les voitures aménagées pour la circonstance ou les voiture régimentaires seront là d'un grand secours, je ne vous en reparle pas. Mais si vous n'avez pas les moyens de faire bien l'évacuation, ne faites pas inutilement souffrir vos blessés et installez-les dans une chambre, autre que celle à pansements naturellement.

Nous arrivons ainsi à parler de la *Chambre du malade ou du blessé*. Cette chambre doit être aérée le plus possible et pour cela le mieux éclairée car la ventilation ne se fait guère que par les fenêtres dans nos maisons, et par la cheminée ; elle devra donc être même, si c'est en été, munie d'une cheminée par laquelle s'en ira l'air vicié.

On enlèvera à l'avance et quelque temps avant l'arrivée du blessé ou malade (à cause des poussières), toutes les tentures et tapis, nids à microbes ; on ne laissera dans la chambre qu'un ou deux lits, des tables et deux chaises.

Le *lit du blessé* sera bien fait et solide, car on aura quelquefois à s'appuyer plusieurs sur ce lit au moment du transport, il sera garni de papiers imperméables entre les draps et les matelas, si ceux-ci peuvent être souillés.

Ces matelas seront en crin, jamais en plumes, et reposeront sur un sommier métallique ou sur une paillasse.

Il n'y aura qu'un traversin, et des oreillers seulement après que le médecin l'aura ordonné si le blessé a besoin d'avoir le haut du corps bien soulevé. *Le lit devra être placé dans un endroit bien éclairé*, mais où le jour ne gênera pas le blessé, et de façon que l'on puisse facilement passer autour.

Si le blessé a besoin de grands pansements surtout à la poitrine, à l'abdomen ou aux membres inférieurs on fera bien d'installer à côté un autre lit garni comme le précédent et autour duquel on pourra encore plus facilement passer et agir (un lit de fer sera donc préférable) ce sera le lit de pansement, qui servira aussi de lit de repos pendant qu'on fera l'autre à nouveau.

Dans cette chambre si nous ne devons avoir que deux chaises pour bien montrer que 2 personnes au plus doivent rester auprès du malade. *nous devons avoir beaucoup de tables, l'une supportera tout ce qu'il faut pour le lavage et la désinfection des mains, une seconde* tout ce qu'il faut pour *les pansements* et *aussi les remèdes, une troisième enfin les boissons ou les aliments permis ;* il est très important que ces trois tables ne soient pas encombrées, qu'il y ait toujours de l'ordre et qu'on sache ainsi rapidement où prendre ce qu'il faut sans risque d'erreurs dangereuses.

Les Hospitaliers doivent savoir surveiller un malade. une montre à seconde sera près de lui, ils noteront les heures de repos, les heures de douleurs. la fréquence du pouls, ils sauront placer un thermomètre (habituellement sous l'aisselle) et lire la température après 1/4 d'heure. la noter sur une feuille spéciale pour la lire ensuite au médecin.

Ils informeront le médecin de ce qui s'est

passé en son absence, lui présenteront dans des crachoirs ce que le malade aura expectoré ; dans un bocal ses urines, dans des vases gardés hors de la chambre les vomissements et les déjections, s'il le demande.

Ils sauront le renseigner de ces choses utiles sans insister sur des détails de peu d'importance et surtout se feront les fidèles observateurs de la consigne donnée sans s'en laisser jamais écarter par les conseils toujours empressés, mais souvent dangereux, des uns et des autres, la vie de leur malade est en jeu.

CONTENU

DE LA BOITE DE SECOURS AUX NOYÉS

Des H. S. B (modèle 1900)

A L'INTÉRIEUR DU COUVERCLE (en partant de la gauche du sauveteur).

Deux bouchons pour maintenir la bouche ouverte ou faire de la compression sur les vaisseaux.

Pince à pansement (longuette) sert à nettoyer la bouche et les plaies sans toucher avec le doigt.

Pince à langue pour tractions rythmées, 16 à 18 fois par minute.

Un gobelet ne donner à boire que lorsque le noyé respire).

Une poire d'angoisse (coin en bois pour ouvrir la bouche de force afin de la nettoyer ou de saisir la langue.

Une seringue de Pravaz. Injection d'éther sous la peau (bien flamber l'aiguille auparavant).

Un flacon de sels Anglais. Faire respirer dans syncopes légères.

Deux gants de crin pour frictionner les noyés de bas en haut.

Un flacon Elixir parégorique, 20 à 50 gouttes contre coliques violentes.

EN BAS

Attelles pour immobiliser les fractures.

DANS LA BOITE, *flacons à la gauche du sauveteur.*

Demi litre eau boriquée. Lavage des plaies de la face ou de la bouche, du nez, des yeux.

Eau de Mélisse. Cordial.

Ether. Cordial. Quelques gouttes dans de l'eau sucrée, ou en injections sous-cutanées (une ou deux seringues de Pravaz).

Alcool camphré. Désinfections de la peau. Frictions.

A LA DROITE DU SAUVETEUR

Demi litre solution au sublimé (0 gr. 25 centigr. pour un litre). Lavage et pansement des plaies.

Eau phéniquée forte (1/20). Première désin-fection des plaies.

Solution d'acide Picrique. Pansement des brûlures.

Ammoniaque liquide. Inspiration et absorption de quelques gouttes (ivresse).

Peignoir et bonnet, pour changer le noyé, le mettre au sec et réchauffer.

Ouate hydrophile (2 paquets de 150 gr.). Pansement et lavage des plaies.

Ouate ordinaire (300 gr.), pour immobiliser les fractures (avec les attelles et les bandes de toile).

Quatre bandes de toie pour appareil à fracture.

Deux bandes de tarlatane pour entourer les pansements (les humecter auparavant).

Six paquets moyens ouate hydrophile.

Six petits paquets ouate au Sublimé. Lavage des plaies, pansement.

Taffetas gomm' (1 mètre pour mettre par dessus les pansements humides.

Six paquets de pansements individuels.

Pour les plaies se servir d'abord des pansements individuels et des plus petits paquets d'ouate au sublimé ou hydrophile.

Cette nomenclature est imprimée sur un double carton placé à l'intérieur de la boite).

CONTENU

DE LA GRANDE BOITE DE PREMIERS SECOURS

Des H. S. B. (modèle 1900)

———

SUR LA BOITE

Etui en cuivre contenant :

Un peignoir, un bonnet et deux gants pour réchauffer et frictionner les noyés.

A L'INTÉRIEUR DU GOUVERCLE (en partant de la gauche du sauveteur).

Deux bouchons pour maintenir la bouche ouverte ou faire de la compression sur les vaisseaux.

Une pince à forci pressure (pincement des artères).

Une pince à langue, pour tractions rythmées (16 à 18 fois par minute).

Forts ciseaux, pour couper les vêtements au besoin.

Un gobelet. (Ne donner à boire que lorsque le blessé est tout à fait ranimé).

Boîte paquets d'ipéca (vomitif) 75 centigr. enfant ; 1 gr. 50 grandes personnes.

Une poire d'angoisse pour ouvrir la bouche de force, afin de la nettoyer et de saisir la langue.

Gaze iodoformée. Tamponnement des hémorrhagies veineuses, pansement des plaies.

Pince à pansement (longuette), sert à nettoyer la bouche et les plaies sans toucher avec les doigts.

Pinces Hemostatiques. Pincer les artères qui saignent beaucoup.

Bande Hemostatique (hémorrhagies). Au-dessus de la plaie pour le sang noir.

Attelles pour immobiliser les fractures.

DANS LA BOITE, flacons à la gauche du sauveteur.

Demi litre eau boriquée. Lavage des plaies de la face ou de la bouche, du nez, des yeux, etc.

Eau de Mélisse. Cordial.

Ether. Cordial. Quelques gouttes dans de

l'eau sucrée ou en injection sous-cutanée. Une ou deux seringues de Pravaz.

Alcool camphré. Désinfection de la peau, frictions.

A LA DROITE DU SAUVETEUR :

Demi litre solution au Sublimé. 0 gr. 25 cent. pour un litre.

Lavage et pansement des plaies.

Eau phéniquée forte 1/20. Première désinfection des plaies.

Solution d'acide picrique. Pansement des brûlures.

Ammoniaque liquide. Inspiration et absorption de quelques gouttes (ivresse).

DANS LE COMPARTIMENT (en partant de la gauche du sauveteur).

Poudre d'Iodoforme, Poudre de Salol, pansement sec des plaies.

Colloïton iodoformé. Pansement des plaies légères.

Acide borique par paquets de 20 grammes pour refaire l'eau boriquée.

Paquets de Sublimé par paquets de 0,25 cent.

pour refaire la solution de sublimé et lavage des mains.

Savon antiseptique. Lavage des mains.

Sels Anglais. Faire respirer dans syncopes légères.

Seringue de Pravɩz Injections sous la peau, d'ergotine ou d'éther. Flamber l'aiguille auparavant.

Elixir parégorique. 20 à 50 gouttes contre coliques violentes.

Ergotine, en injections sous-cutanées. Quelques gouttes à une seringue.

A L'INTÉRIEUR :

Petite cuvette pour se laver les mains ou flamber les pinces et ciseaux.

Bassin en Laricot pour lavage des plaies.

Echarpes. Deux grandes, deux moyennes.

Une lampe à alcool.

Et un gobelet casserole contenant 300 gr. pour faire bouillir de l'eau ou flamber les instruments.

Un irrigateur. Lavements évacuants; ou de sérum artificiel (Eau : 300 gr. ; sel marin : 2 gr.)

Deux rouleaux de Diachylon pour immobiliser les fractures de côtes.

Ouate ordinaire, 2 paquets de 125 gr. pour immobiliser les fractures avec les attelles et les bandes de toile.

Bandes de toile (six de 5 mètres de longueur).

Bandes de tarlatane (six), pour entourer les pansements (les humecter auparavant).

Taffetas gommé (1 m.), pour pansements humides.

Ouate hydrophile. Un paquet de 125 gr.; six paquets de 20 gr. Pansement et lavage des plaies.

Ouate au Sublimé. Douze petits paquets pour lavage des plaies

Pansements individuels. Douze sachets.

Se servir d'abord des pansements individuels et des plus petits paquets d'ouate hydrophile.

CONTENU
DU SAC DE SECOURS
Des H.-S. B. (modèle 1900).

————

SOUS L'ENVELOPPE DE TOILE IMPERMÉABLE

2 gants de crin pour frictions.

Dans l'intérieur (le couvercle doit s'ouvrir du haut vers le bas, afin de servir au besoin de tablette à pansement.

COMPARTIMENT SUPÉRIEUR

Ouate ordinaire (150 gr.) pour appareils à fractures et pansements.

Attelles pour immobiliser les fractures.

1 rouleau de diachylon pour immobiliser les fractures de côtés.

1 paquet de taffetas gommé pour pansements humides.

Une grande écharpe. Une moyenne écharpe.

DANS LES 3 PETITS TIROIRS
(en partant de la gauche du sauveteur.)

1 flacon de sels anglais (faire respirer dans syncopes légères).

1 flacon d'eau de Mélisse, cordial.

1 flacon d'Elixir parégorique. 30 à 50 gouttes contre coliques violentes.

1 flacon d'éther, cordial. Quelques gouttes dans eau ; ou en injections sous-cutanées.

1 seringue de Pravaz.

Paquets de sublimé pour faire de la solution. 1 paquet par demi-litre ou litre d'eau bouillie.

1 savon antiseptique.

1 flacon d'Ergotine. Quelques gouttes en solution ou en injections sous-cutanées contre hémorrhagies.

1 flacon d collodion iodoformé pour pansement des plaies légères.

Un flacon de *Poudre de Salol* pour saupoudrer les plaies non déchiquetées.

Un flacon de *Poudre d'Iodoforme*, également pour les pansements secs.

DANS LES COMPARTIMENTS INFÉRIEURS
(à la gauche du sauveteur.)

1 flacon d'un demi-litre d'eau phéniquée forte, et un gobelet. Pour premier lavage des plaies (n'en jamais laisser en pansement).

2 pinces à forcipressure.

COMPARTIMENT CENTRAL

4 bandes de tarlatane

4 paquets moyens d'ouate hydrophile.

4 bandes de toile. Pour immobiliser les fractures.

6 petits paquets d'ouate au sublimé.

6 pansements individuels.

2 paquets de 20 gr. d'acide borique pour refaire la solution.

COMPARTIMENT DE DROITE

1 flacon d'un demi-litre d'eau borique pour lavage des plaies de figure, des yeux, de la bouche, et un gobelet.

1 pince à langue pour tractions rythmées.

Ce sac de secours à enveloppe métallique s'inspire beaucoup de celui jadis établi pour l'*Union V locipédique de France*, par le Dr Ramonat.

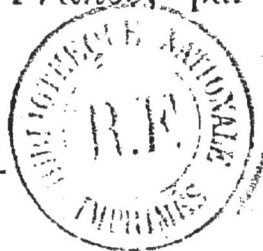

TABLE

PREMIÈRE CONFÉRENCE

DEUXIÈME CONFÉRENCE
Des Fractures.

TROISIÈME CONFÉRENCE
Des Luxations

CINQUIÈME CONFÉRENCE

Pansement des plaies

SIXIÈME CONFÉRENCE

Des Empoisonnements.

SEPTIÈME CONFÉRENCE

Relèvement et transport des blessés.

— 135 —

HUITIÈME CONFÉRENCE

Installation d'un poste de secours et d'une chambre de blessé.

De la Chambre du blessé.

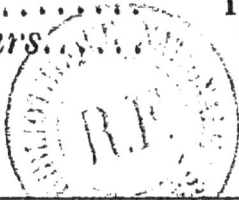

Rennes. — Imp. des Arts et Manufactures